KB186723

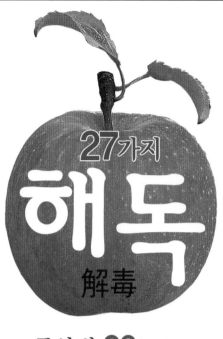

내 몸의 독소를 없애주고
다이어트에 효과적인

27가지

해독 주스

解毒

엮은이/동의보감 약초사랑

증상별 **83**가지
맞춤 주스

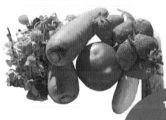

한의사
김오곤 원장이
추천하는

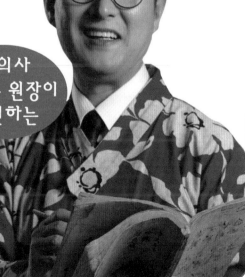

미국 암센터에서 암 환자들에게
쉽게 영양소를 흡수할 수 있도록
새롭게 개발된 레시피!

지식
서관

내 몸의 독소를 없애주고 다이어트에 효과적인

해독 주스와 증상별 맞춤 주스

펴낸이/이홍식
엮은이/동의보감 약초사랑
편집 · 기획/행복을 만드는 세상
발행처/도서출판 지식서관
등록/1990.11.21 제96호
경기도 고양시 덕양구 고양동 31-38
전화/031)969-9311(대)
팩시밀리/031)969-9313
e-mail/jisiksa@hanmail.net

초판 1쇄 발행일 / 2019년 1월 5일
초판 2쇄 발행일 / 2021년 4월 5일

* 이 책은 '행복을 만드는 세상' 출판사에서 2012년에 출간한 것을
  '지식서관' 에서 재출간하였습니다.

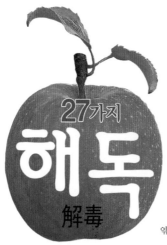

내 몸의 독소를 없애주고
다이어트에 효과적인

27가지

해독 주스

解毒

엮은이/동의보감 약초사랑

증상별 **83**가지
맞춤 주스

야채에는 비타민과 미네랄을 비롯한 엽록소 등의 영양소가 많이 함유되어 있다. 하지만 이 영양소 대부분은 섬유질에 쌓여 있어 자연 그대로 섭취하면 몸 속에 흡수되지 않는 단점을 가지고 있다.

예를 들면 당근에는 비타민 A가 많이 들어 있는데, 날것으로 먹는다면 극히 일부분만 흡수될 뿐이다. 하지만 섬유질을 제거하고 섭취할 경우엔 100% 가까이 흡수된다. 그래서 약간의 가공이 필요한 것이다.

야채로 만든 해독 주스에는 효소가 100% 살아 있다. 살아서 움직이는 인체 세포 역시 이렇게 살아 있는 효소가 함유된 음식을 좋아한다. 효소가 살아 있는 해독 주스를 만들어 섭취하기 위해서는 믹서나 녹즙기를 이용하면 쉽다.

해독 주스는 몸 속에 쌓인 찌꺼기와 몸 속의 독소를 몸 밖으로 배출시켜 주는 주스이다. 신선한 야채와 과일로 만들기 때문에 식물성 섬유가 풍부하며, 칼륨은 몸 속에 저장된 불필요한 수분을 빼주어서 몸이 붓는 것을 예방하고 필요한 영양분을 보충해 준다.

미국의 암센터에서 새롭게 개발되어진 레시피는 암 환자들이 영양소를 쉽게 흡수할 수 있게 만들어진 걸쭉한 상태의 식사였다고 한다. 대표적인 해독 주스에 들어가는 야채 및 과일로는 토마토, 당근, 브로콜리, 양배추 등 끓인 물에 함께 갈아 마시는 것이 해독 주스의 특징이라고 한다. 그러나 이런 해독 주스를 그대로 만들면 맛이 없어 마시기가 곤란하므로 거기에 바나나·사과 등을 넣어 만들면 제법 맛이 좋아 다른 야채나 과일 등이 추가된 것이다.

영양소가 생야채를 먹었을 때는 5%밖에 흡수가 되지 않는 데에 비해 해독 주스는 90%까지 흡수가 되기 때문에 효과가 매우 좋다는 것이다.

Part 01
해독 주스란?

Part 02
몸 속의 독소를 없애주는 해독 주스 27가지

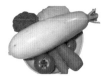

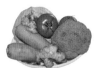

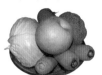

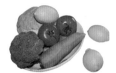

폐암의 발생률을 낮춰주는
효능이 증명된
시금치 해독 주스 72

혈압 강하 작용과 통풍에
특효가 있는
아스파라거스 해독 주스 76

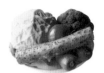

고혈압, 중풍, 당뇨병, 비만,
심장병에 좋은
참마 해독 주스 80

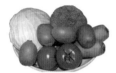

혈관의 노화 방지 및 스트레스
해소에 큰 효과가 있는
키위 해독 주스 84

심장 질환이나 뇌졸중 예방에 좋은
멜론 해독 주스 88

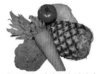

피로회복, 변비증에 뛰어난
효력이 있는
파인애플 해독 주스 92

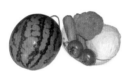

리코펜 성분이
암 예방에 효과가 있는
수박 해독 주스 96

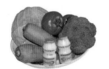

세포의 돌연변이를 막아
암을 예방하는
요구르트 해독 주스 100

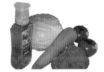

콜레스테롤 및 혈관 속의
노폐물을 제거해 주는
꿀 해독 주스 104

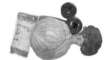

성인병이나 노화를 방지하는
두유 해독 주스 108

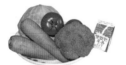

혈압 상승을 억제하는
우유 해독 주스 112

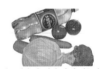

이뇨작용과 위와 장의 기능을
활성화하는
탄산수 해독 주스 116

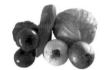

고혈압 예방과 치료에 탁월한
양파 해독 주스 120

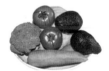

고혈압, 심장병 등을 예방하는
아보카도 해독 주스 124

콜레스테롤을 확실히 줄여주는
푸룬 해독 주스 128

몸 속에 쌓인 불순물을 없애주는
오이 해독 주스 132

암, 관상동맥증 예방,
면역력 증가에 좋은
파프리카 해독 주스 136

Part 03
증상에 따라 마시는 증상별 맞춤 주스

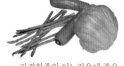

간경화증의 이뇨작용에 좋은
맞춤 주스 142

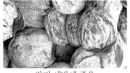

감기 예방에 좋은
곶감즙 144

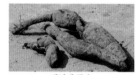

해열에 좋은
칡가루 귤즙 145

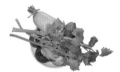

감기에 좋은
맞춤 주스 146

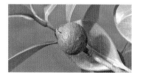

해열에 좋은
구아바즙 148

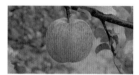

가래와 기침에 좋은
사과 무즙 149

고혈압에 좋은
맞춤 주스 150

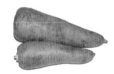

부인병, 설사, 기침 예방에 좋은
당근 부추 생즙 152

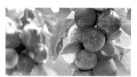

위장을 보호하는
자두 양배추 생즙 153

골수염 및 골막염에 좋은
맞춤 주스 154

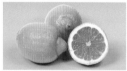

이뇨에 좋은
꿀 레몬즙 156

숙취 해소에 좋은
우유 단감즙 157

관상동맥 질환에 좋은
맞춤 주스 58

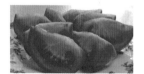

속 쓰림 예방에 좋은
토마토 오렌지즙 160

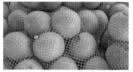

식욕부진에 좋은
두유 오렌지즙 161

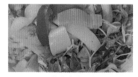

관절염에 좋은
맞춤 주스 162

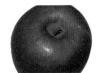

식욕 증진에 좋은
요구르트 사과즙 64

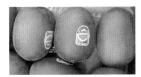

피로회복에 좋은
꿀 키위즙 165

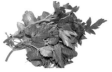

급성 간염에 좋은
맞춤 주스 166

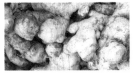

입맛이 없을 때 좋은
차즈기 생강즙 168

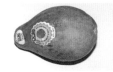

골다공증 예방에 좋은
우유 파파야즙 169

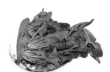

급성 식중독에 좋은
맞춤 주스 170

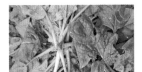

칼슘 보충에 좋은
참깨 시금치즙 172

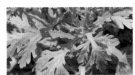

노화된 혈관을 젊게 해주는
쑥갓 귤즙 173

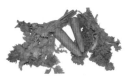

당뇨병에 좋은
맞춤 주스 174

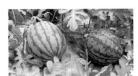

몸 속의 나트륨 배출에 좋은
수박 멜론즙 176

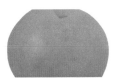

콜레스테롤 저하와
혈관 장애에 좋은
두유 배즙 177

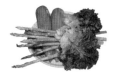

류머티즘에 좋은
맞춤 주스 178

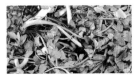

혈압 강하와 혈액의 산성화를
막아주는
돌미나리즙 180

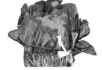

빈혈 예방에 좋은
시금치 자두즙 181

변비에 좋은
맞춤 주스 182

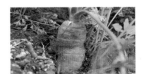

노화 세포의 활성화에 좋은
당근 밀 배아즙 184

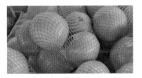

갱년기의 불안 초조에 좋은
비파 오렌지즙 185

비만에 좋은
맞춤 주스 186

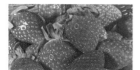

빈혈 치료에 좋은
요구르트 딸기 파인애플즙
188

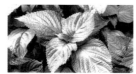

어지럼증에 좋은
파슬리 차즈기 과일즙 189

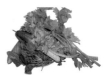

빈혈에 좋은
맞춤 주스 190

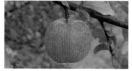

신진대사 증진에 좋은
자두 사과즙 192

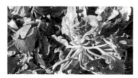

냉 체질에 좋은
시금치 당근즙 193

소화불량에 좋은
맞춤 주스 194

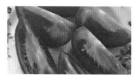

간의 면역력 증진에 좋은
토마토 호박즙 196

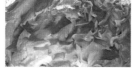

간 보호에 좋은
채소녹즙 197

식욕부진에 좋은
맞춤 주스 198

간 기능 회복에 좋은
달걀 바나나즙 200

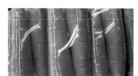

스트레스 해소에 좋은
당근 양배추 파래즙 201

신경통에 좋은
맞춤 주스 202

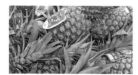

신경성 피로 안정에 좋은
우유 파인애플즙 204

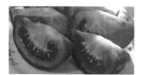

혈압 강하와 기분 안정에 좋은
토마토 피망즙 205

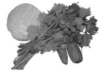

위궤양, 십이지장궤양에 좋은
맞춤 주스 206

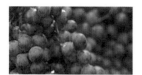

변비와 여드름 치료에 좋은
곤약 포도즙 208

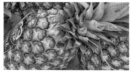

장의 활동에 좋은
양배추 파인애플즙 209

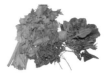

저혈압에 좋은
맞춤 주스 210

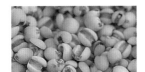

피로에 의한 피부트러블 치료에 좋은
코코아 율무즙 212

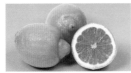

노폐물 배출에 좋은
레몬 오렌지즙 213

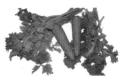

천식에 좋은
맞춤 주스 214

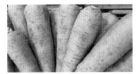

감기 예방에 좋은
양배추 당근 생즙 216

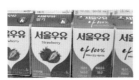

위산 중화에 좋은
우유 양배추즙 217

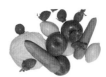

피부 미용에 좋은
맞춤 주스 218

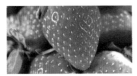

소화 증진에 좋은
과일 요구르트 220

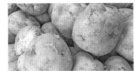

과산성 위염에 좋은
감자 당근즙 221

피부병에 좋은
맞춤 주스 222

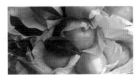

위염과 위궤양에 좋은
감귤즙 224

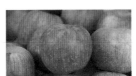

신경증과 혈액순환에 좋은
셀러리 사과즙 225

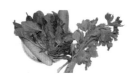

허리 디스크에 좋은
맞춤 주스 226

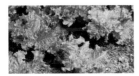

불면증 치료에 좋은
상추 셀러리즙 228

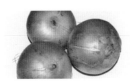

신경성 불면증에 좋은
양파 생즙 229

허약한 위와 장 보호에 좋은
맞춤 주스 230

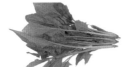

변비 예방에 좋은
그린즙 232

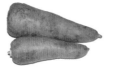

장을 편안하게 해주는
당근 사과즙 233

헛배, 복통에 좋은
맞춤 주스 234

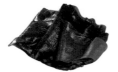

변비 해소에 좋은
다시마즙 236

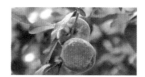

장내 불순물 제거에 좋은
복숭아 사과즙 237

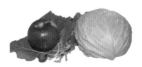

혈압 조절에 좋은
맞춤 주스 238

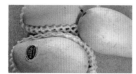

햇볕에 그을린 피부에 좋은
당근 망고즙 240

피부 건강에 좋은
바나나 딸기즙 241

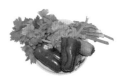

협심증에 좋은
맞춤 주스 242

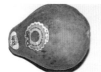

멜라닌 색소를 예방해 주는
파파야 요구르트 244

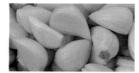

혈액순환에 좋은
마늘즙 245

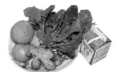

호흡기 질환에 좋은
맞춤 주스 246

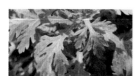

여성 냉증에 좋은
쑥갓 자몽즙 248

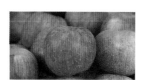

식욕 향상에 좋은
채소즙 249

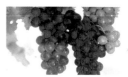

빠른 회복에 좋은
포도 레몬즙 250

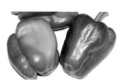

세포 활성화에 좋은
피망 녹즙 맞춤 주스 251

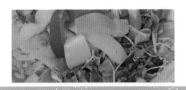

Part
1

몸 속의 독소를 없애주는
해독 주스

해독 주스란?

　해독 주스는 몸 속에 쌓인 찌꺼기와 몸 속의 독소를 몸 밖으로 배출시켜 주는 주스이다. 신선한 야채와 과일로 만들기 때문에 식물 섬유가 풍부하며, 칼륨이 몸 속에 저장된 불필요한 수분을 빼주어 몸이 붓는 것을 예방하고 필요한 영양분을 보충해 주는 것이다.

　미국의 암센터에서 새롭게 개발되어진 레시피는 암 환자들의 쉽지 않은 영양소 흡수를 도와주기 위해 만들어진 걸쭉한 상태의 식사였다고 한다. 대표적인 해독 주스에 들어가는 야채 및 과일로는 토마토, 당근, 브로콜리, 양배추 등 끓인 물에 함께 갈아 마시는 것이 해독 주스의 특징이라고 한다. 그러나 해독 주스를 만들어 보면 마시기가 곤란하므로 거기에 바나나나 사과 등을 넣으면 훨씬 마시기가 좋아 다른 야채나 과일 등이 추가된 것이다.

　생야채를 그대로 먹으면 흡수율이 적으므로 삶아서 갈아 먹는 것이 신체 내의 영양소 흡수율을 더욱 높여줄 뿐만 아니라 익힌 음식에 비해 비타민 C의 파괴를 막아 효소의 작용이 활발해 더욱 신선하게 영양소를 흡수할 수 있다.

　생야채를 먹었을 때 5% 흡수율밖에 안 되는 데에 비해

해독 주스는 90%까지 흡수율이 높기 때문에 효과가 더욱
좋다.

야채와 과일로 만든 해독 주스는 인체를 지켜준다

　해독 주스란 주재료가 양배추, 당근, 브로콜리, 토마토
등을 삶은 다음, 단맛을 내는 사과와 바나나 등의 과일을
함께 넣어 믹서로 갈아서 만든 주스이다.
　흔히 "야채로 만든 해독 주스로 난치병을 고쳤다!" 이런
말을 듣지 않은 현대인들이 거의 없을 것이다. 다시 말해
암, 고혈압, 당뇨, 위·십이지장궤양, 비만, 소화기 장애
등 수많은 난치병을 완화시키거나 치유했다는 기적 같은
이야기들을 주변에서 많이 들었을 것이다. 하지만 이것으
로 모든 난치병을 완화시키거나 치료한다
는 것은 과학적으로 증명되지는 않
았지만 위에서 말한 것처럼 환자
에게 필요한 영양을 최대한 흡수
하게 하여서 그런 결과들이 나온
것이 아닐까!

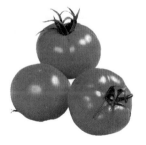

무엇이 이런 기적을 일으킨 것일까?

야채에는 비타민과 미네랄을 비롯한 엽록소 등의 영양소가 많이 함유되어 있다. 하지만 이 영양소 대부분은 섬유질에 쌓여 있어 자연 그대로 섭취하면 몸 속에 흡수되지 않는 단점을 가지고 있다.

예를 들면 당근에는 비타민 A가 많이 들어 있는데, 날것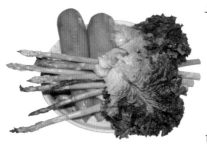으로 그냥 먹는다면 극히 일부분만 흡수될 뿐이다. 하지만 섬유질을 제거하고 섭취할 경우엔 100% 가까이 흡수된다. 그래서 약간의 가공이 필요한 것이다.

야채에는 살아 있는 효소가 풍부하게 들어 있다. 효소란 단어를 국어사전에 찾아보면 다음과 같이 풀이되어 있다. 효소는 '동식물과 미생물의 생체 세포에서 생산되는 고분자 유기 화합물' 모두를 말한다. 즉, 효소는 인간의 생명 활동과 밀접한 관계를 가지고 있다. 한마디로 효소는 인체를 움직이는 에너지원이 되는 셈이다.

이런 대단한 효소지만 열에 매우 약해 48℃ 이상만 되면 모두 파괴되어 없어지는 단점을 가지고 있다. 이렇게 효소가 없어진 음식을 섭취한다면, 이를 소화시키기 위해 인체는 효소를 체내에서 강제로 공급하려는 부담을 가지게 된다. 이런 현상이 지속되면 수많은 고질병을 유발시키는 원인이 된다.

야채로 만든 해독 주스에는 효소가 100% 살아 있다. 살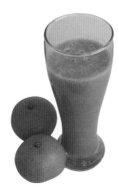아서 움직이는 인체 세포 역시 이렇게 살아 있는 효소가 함유된 음식을 좋아한다. 효소가 살아 있는 해독 주스를 만들어 섭취하기 위해서는 믹서나 녹즙기를 이용하면 쉽다.

해독 주스의 장점은?

1. 해독 주스는 수많은 영양소 창고이다.

야채에는 천연 영양소가 풍부하기 때문에 가공보다는 원시적인 가공(적당한 삶기나 믹서로 가는 것)이 좋다. 가공을 한다면 대부분의 영양소가 파괴된다. 예를 들면 비타민이 파괴되거나 유기 미네랄이 무기 미네랄로 변한다. 또한 섬유질 역시 열을 받으면 파괴되면서 독성 물질로 변질된다. 이런 것을 인체가 섭취하면 변비, 대장염 등이 나타난다.

2. 해독 주스는 살아 있는 효소 덩어리이다.

해독 주스의 치료 효과는 살아 있는 효소 덕분이다. 앞에서도 언급했지만 효소는 인체를 움직이는 에너지원이다. 효소가 없다면 아무리 좋은 비타민이나 미네랄이 몸속에 쌓여도 무용지물이다. 다시 말해 살아 있다는 것은 효소가 활동하는 것이고, 죽는다는 것은 효소의 활동이 멈춘다는 것이다. 현대인들이 옛사람들과 달리 건강에 약한 것은 바로 익히거나 가공된 음식을 많이 섭취하기 때문이다. 즉, 가공이라는 것은 천연 영양소를 파괴하는 행위이다. 그래서 가공하지 않거나 약간의 가공으로 살아 있는 효소가 들어 있는 천연 주스를 섭취해야만, 인체 내에 쌓여 있는 독소를 깨끗하게 제거할 수가 있다.

3. 해독 주스는 인체에 흡수가 잘 된다.

야채에 포함된 영양소 대부분은 섬유질로 쌓여 있어 날 것으로 섭취하면 체내에서의 흡수율이 1g 미만이라고 한다. 또한 소화 과정에서 섬유질 속의 영양소를 분리하기 위해 많은 시간과 에너지가 소비된다. 하지만 천연 주스로 섭취한다면 소화되어 100%가 체내로 흡수되고 소화되기까지의 시간은 10~15분 정도이다. 이것이 건강을 지키는 최고의 비결인 것이다.

4. 해독 주스는 순수 그 자체이다.

해독 주스를 만들 때는 반드시 농약을 제거해야만 된다. 그렇게 하지 않으면 오염된 것을 섭취하기 때문에 그 효능이 반감될 수가 있다. 믹서보다 녹즙기를 이용해 만든 해독 주스는 그야말로 순수 그 자체이다. 즉, 야채에 묻어 있는 농약이나 중금속이 찌꺼기인 섬유질과 함께 80% 이상 묻어나가기 때문이다.

5. 해독 주스의 주재료 효능

■ 몸 속에 있는 나쁜 활성산소를 없애주는 양배추

양배추에는 비타민 C가 풍부하고 식물 섬유와 칼슘, 칼륨과 미네랄도 많이 들어 있다. 효능을 보면, 첫째 유황과 염소 성분이 풍부해 위궤양 예방과 치료에 좋다. 당근과 함께 섭취하면 잇몸의 염증과 십이지장궤양의 치료에 효과가 있다.

둘째, 혈액을 청결하게 만들어주어서 혈액순환이 잘 되어 여드름이나 주근깨 등 다양한 피부 질환 치료에 좋다. 또한 백혈구 활동을 높여 각종 암 예방에 좋다.

셋째, 성인병의 원인인 활성산소를 억제하는 황산화 작용을 강화시켜 준다. 넷째, 비타민이 풍부하게 들어 있어 여드름 자국을 치료해 준다. 다섯째, 비타민 U와 K가 풍부해 위 점막을 보호해 주므로 위 점막이 손상되더라도 곧바로 재생시켜 주기 때문에 위암 예방과 치료에 효과가 좋다.

■ 노화를 방지하고 피로를 없애주는 토마토

토마토에는 다양한 종류의 비타민과 미네랄이 많아 건강 채소로 최고이다. 토마토가 건강 채소로 불리는 이유는 소화뿐만이 아니라 각종 비타민 중에서, 비타민 C는 피로회복과 신진대사를 돕고, 비타민 B는 항산화 작용으로 노화를 방지해 주고, 고혈압을 예방해 준다. 비타민 A는 항암 효과와 산화 억제로 각종 암과 심장 질환, 만성 퇴행성 질환의 발생을 완화해 준다.

첫째, 동맥경화를 예방한다. 즉 체내의 활성산소는 혈액 속의 콜레스테롤을 태워 동맥경화를 유발시키거나 세포를 손상시켜 암과 노화를 가져오는데, 풍부한 리코펜 성분이 이를 억제시켜 준다.

둘째, 비타민 C와 루틴이 많아 모세혈관 강화와 혈압을 낮춰 고혈압을 예방해 준다. 이와 함께 혈전의 생성을 막아 뇌졸중과 심근경색을 예방해 준다. 셋째, 체내의 수분을 조절하고 신진대사를 원활하게 만들어 신장 기능의 저하나 부종 치료에 효과가 있다. 또한 스트레스로 나타나는 방광염을 완화시키고 수박과 함께 섭취하면 성인병의 대명사로 알려진 당뇨를 예방해 준다.

마지막으로, 원활한 신진대사로 피로회복이 빠르고 체내에서 지방 연소를 도와 식욕부진과 더부룩한 증상을 완화시켜 소화에 도움이 된다. 이 밖에 산성 식품을 중화시켜 주기도 한다.

■ 항암작용을 하는 브로콜리

브로콜리에는 비타민 A, B1, B2, E, U, 미네랄, 칼슘, 인, 셀레늄 등이 풍부하게 들어 있다. 브로콜리는 양배추보다 비타민 U가 더 많아 만성 위염, 위궤양, 위암 등의 완화와 치료에 좋은 채소로 유명하다. 특히 풍부한 셀레늄이 들어 있어 노화방지와 함께 전립선암, 대장암, 폐암, 간암, 유방암, 췌장암 등에 효과가 좋다. 이 밖에 면역체계 강화와 어린이 성장발육, 고혈압과 심장병 등도 예방한다. 풍부한 비타민 A가 들어 있어 면역력을 향상시켜 감기나 세균 감염 등을 막아주고 야맹증에도 효과적이다.

풍부한 철분으로 빈혈을 예방하고 식이섬유가 많아 노폐물을 체외로 배출시켜 주기 때문에 대장암 예방에도 좋다.

노화를 촉진시키는 활성산소를 억제해 노화 방지와 해독 작용에 좋다.

■ 카로틴이 항산화 작용을 하는 당근

당근의 주홍빛은 베타카로틴 성분 때문인데, 다른 채소보다 월등하게 많이 들어 있다. 이 성분은 체내로 들어가면 자동적으로 비타민 A로 바뀐다. 비타민 A는 거친 피부나 여드름 예방 등 피부미용에 좋다. 또 발암 물질과 독성 물질을 제거하고, 유해산소의 세포 손상을 예방해 준다.

또한 시력 보호와 야맹증을 예방하거나 개선시켜 주고 만성 피로회복과 혈압을 강화하며, 콜레스테롤 수치를 낮춰 고혈압과 당뇨병을 예방해 준다. 신경 흥분과 근육 수축 조절, 스트레스 해소를 도와준다. 혈액순환을 원활하게 만들고 빈혈을 예방한다. 하복부를 따뜻하게 해주거나 변비를 예방하거나 설사를 멎게 하거나 야뇨증을 치료해 준다.

특히 강한 항산화 성분인 베타카로틴은 폐암, 후두암, 식도암, 전립선암, 자궁암 등을 예방하거나 완화시켜 준다. 또한, 소염작용이 뛰어나 모공 속의 병균을 제거하기 때문에 습진을 치료하고 염증을 예방해 준다.

해독 주스의 효능은?

해독 주스는 양배추, 토마토, 브로콜리, 당근 등을 삶은 다음 믹서에 선호하는 과일과 함께 갈아 마시는 야채 주스이다. 효능은 체내의 노폐물을 배출시키기 때문에 다이어트 식품으로 널리 알려져 있다. 항산화 물질이 많이 들어 있는 채소를 삶아서 섭취하면 날것으로 먹는 것보다 흡수율이 무려 90%가 높다고 한다.

좋은 효과는 몸의 부기가 빠지면서 가벼워지고, 피부가 윤택하면서 촉촉해진다. 또 안구건조증을 완화시키고 머리카락이 건강해지면서 윤기가 난다. 이 밖에 지금까지 해독 주스를 섭취한 경험자들의 말을 빌리면 고지혈증, 동맥경화, 고혈압 등에 효과가 있다고 한다. 이것은 체내의 노폐물과 독소를 체외로 배출시키기 때문이다. 이와 함께 비만 치료나 여성들의 다이어트, 암 등에도 효과가 있었다는 연구 결과도 있다.

하지만 반대로 부작용도 만만찮은데, 해독 주스만으로 다이어트를 하면 도리어 독이 된다는 사실이다. 예를 들면 하루 세 끼를 해독 주스로 해결한다면 도리어 영양분을 골고루 공급받지 못해 인체는 영양실조에 빠지게 된다. 따라서 한창 성장이 활발하게 진행되고 있는 아이들에게는 주의가 필요하다.

이 밖에 해독 주스를 처음 섭취하면 일시적인 체력 저하나 어지럼증이 나타난다. 이것은 일종의 명현 현상으로, 좋지 않았던 신체가 정상으로 돌아오는 과정에서 나타나는 거부반응이다. 또한 얼굴에 일시적인 뾰루지나 피부트러블을 유발시킨다. 소화가 잘 되고 장 운동이 원활하게 이뤄져 배 안에 가스가 차면서 냄새가 지독한 방귀가 나오거나 소화불량까지 나타난다. 그래서 5일이나 일주일 간격으로 하루만 섭취해야 한다는 전문가들의 조언도 있다.

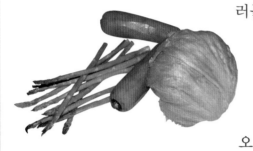

해독 주스 마시는 방법

해독 주스를 마시는 시간과 양은 정해져 있지 않고 마시고 싶을 때 언제든 마실 수 있다. 간식이나 점심 대용으로도 좋고 잠을 자기 전에 마셔도 된다. 공복일 때는 식사 시간과 간격을 두고 마시면 언제든 상관없다.

점심이나 밤에 외식을 자주하는 사람은 아침에 주스를 마시면 해독과 영양 보충에 좋다.

해독 주스를 병에 넣어 가지고 다니면서 마시는 것도 좋

다. 비타민이나 구연산 등이 기분을 좋게 전환시켜 주기도
하고 배가 살짝 고플 때 간식으로도 좋다. 저녁에 마시는
해독 주스는 지친 몸을 달래주는 비타민과 미네랄이 가득
하므로 적게 마셔도 포만감을 주어 폭식을 막아주어 위장
이 편안해지고 몸이 가뿐해진다.

마시는 분량

미국의 암 환자 병원에서는 환자들에게 하루 15잔 정도
를 마시게 하였지만 하루에 15잔 마시는 것은 특이한 경우
를 제외하고는 어려운 일이다. 마시는 양(200~500㎖)은
마시는 사람의 환경이나 상태에 따라서 아침에 한 잔 마셔
도 되고 아침 저녁으로 마셔도 되며, 보통은 식사 대용으
로 마셔도 된다. 보통 건강한 사람은 하루 3잔 정도를 마
신다면 면역력을 키워주고 몸 속의 독소를 제거할 수가 있
다.

보통은 250㎖를 하루에 3번 마시면 된다.

기본 해독 주스 만들기

준비물

250㎖ 계량컵 또는 200㎖ 종이컵, 15㎖ 계량 스푼(1큰 술)
과 5㎖ 티스푼, 믹서

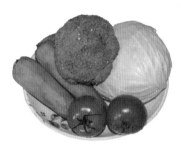

재료(1인분)
당근 100g,
브로콜리 100g,
양배추 100g,
토마토 100g,
다양한 과일 200g,
물 400~500cc

만드는 법

1. 손질한 재료를 깨끗이 씻어 물기를 뺀다.
2. ❶의 재료에서 토마토를 제외한 재료를 냄비에 넣고
   10분 정도 삶는다.
3. ❷가 끓으면 토마토를 넣고 5분 더 삶는다.
4. ❸을 완전히 식힌다.
5. ❹를 믹서에 넣어 곱게 간다.
6. 준비한 과일을 잘게 썬다.
7. ❺와 ❻을 믹서에 넣고 다시 곱게 간다.
8. ❼을 컵에 따라서 마시면 된다.

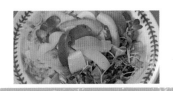

Part
2

몸 속의 독소를 없애주는
해독 주스 27가지

혈당 조절과 콜레스테롤을 낮추어 주는

사과 해독 주스

사과

Dr's advice

'하루 한 개의 사과를 먹으면 의사를 멀리 가게 한다' 라고 했다. 사과 껍질에 있는 펙틴 성분은 체질대사를 개선함으로써 혈중 콜레스테롤 수치를 내려주어 고혈압과 뇌졸중 등의 원인이 되는 동맥경화를 예방하는 효능이 있다. 또한, 사과에 포함된 유기산은 스트레스 해소와 피로회복에 도움이 되고 칼슘과 비타민 C는 피부미용과 빈혈 예방, 감기 예방에 뛰어나다.

당근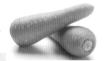

Dr's advice

카로틴이 항산화 작용을 하는 당근
당근의 대표 성분인 베타카로틴과 펠캐리놀이라는 성분이 항암 작용을 보여준다. 또, 눈 건강에 꼭 필요한 성분은 비타민 A인데 당근이 가진 비타민 A는 눈 세포 구성에 꼭 필요한 성분이며 당근에는 그 어떤 녹황색 채소보다 비타민 A가 많으며 야맹증을 개선한다. 카토린 성분은 폐 속에 쌓여 있는 유해 물질과 니코틴을 몸 밖으로 배출시켜 주는 효능이 있다.

양배추

Dr's advice

몸 속에 있는 나쁜 활성산소를 없애주는 양배추

양배추는 풍부한 글루타민을 함유하고 있어서 제산작용과 근육세포의 재생에 좋다. 역류성 식도염 등 속쓰림으로 고생하는 사람은 양배추를 갈아서 주스로 마시면 놀랍도록 통증이 가라앉는다. 음식을 짜게 먹는 사람은 나트륨이 혈압을 높여 뇌졸중, 심근경색, 당뇨병의 위험이 높다. 양배추의 풍부한 칼슘은 인과 함께 나트륨을 체외로 배출한다.

브로콜리

Dr's advice

항암작용을 하는 브로콜리

브로콜리에는 비타민 A, B1, B2, E, U, 미네랄, 칼슘, 인, 셀레늄 등이 풍부하게 들어 있다. 브로콜리는 양배추보다 비타민 U가 더 많아 만성 위염, 위궤양, 위암 등의 완화와 치료에 좋은 채소로 유명하다. 특히 풍부한 셀레늄이 들어 있어 노화방지와 함께 전립선암, 대장암, 폐암, 간암, 유방암, 췌장암 등에 효과가 좋다.

토마토

Dr's advice

노화를 방지하고 피로를 없애주는 토마토

토마토는 비타민 C, A가 풍부해서 항산화 작용이 뛰어나다고 한다. 또한, 리코펜이라는 성분이 풍부하게 들어 있어서 토마토를 꾸준히 먹으면 전립선암의 발생률을 50%나 낮춰주고 이 외에도 다른 기타 암들, 그리고 심근경색, 각종 질병 예방에도 좋다. 면역력 강화에 도움을 주어 성인병이나 백내장, 당뇨병을 예방해 주며 기관지염이나 노화방지에도 좋다.

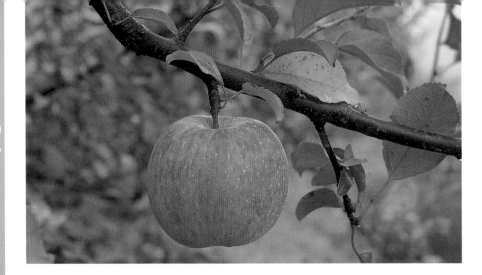

사과의 효능

섭취한 음식물이 며칠이고 장 속에 있으면 위장장애가 일
어나기 쉽고 비만의 근원이 된다. 사과의 섬유질은 장의 기
능을 활발하게 해주고, 소화·흡수를 도와주므로 변비 예방
및 장내의 가스 발생 예방에도 도움이 된다. 그 외에 여분의
콜레스테롤이나 식품에 함유되어 있는 유해 첨가물도 배출
시켜 장을 항상 깨끗한 상태로 유지시켜 준다.

깨끗이 씻어서 껍질째 먹으면, 열매와 껍질 사이에 함유되
어 있는 펙틴은 진통 효과가 높고, 복통이나 설사를 할 때
정장제 역할을 해준다.

사과는 콜레스테롤을 흡수·배출하는 작용이 있어 성인병
예방에도 효과가 있다.

유럽에서는 "하루에 사과를 한 개씩만 먹으면 의사가 필요
없다"라고 할 정도로 사과는 건강한 몸을 만드는 데 꼭 필요
한 과일이다. 추운 지방에서 생산된 사과는 몸을 따뜻하게
해주고, 혈액순환과 장 기능을 좋게 해준다.

사과 해독 주스 만들기

준비할 재료

당근 100g, 브로콜리 100g, 양배추 100g, 토마토 100g,
사과 200g, 물 400~500cc

1 손질한 재료를 깨끗이 씻어 물기를 뺀다.

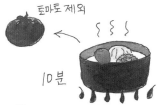

토마토 제외

10분

2 ❶의 재료에서 토마토를
제외한 재료를 냄비에 넣고
10분 동안 삶는다.

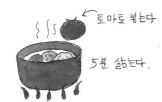

토마토 넣는다

5분 삶는다.

3 ❷가 끓으면 토마토를 넣고 5분
더 삶는다.

4 ❸을 완전히 식힌다.

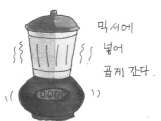

믹서에
넣어
곱게 간다.

5 ❹를 믹서에 넣어 곱게 간다.

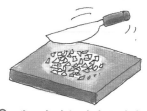

6 깨끗이 씻은 사과를 껍질째
잘게 썬다.

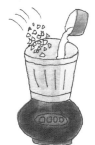

7 ❺와 ❻을 믹서에 넣고 다시
곱게 간다.

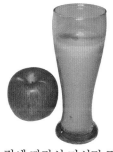

8 ❼을 컵에 따라서 마시면 된다.

탄수화물이 가득하고 혈압에 좋은

바나나 해독 주스

바나나

Dr's advice

바나나는 생과일 중 열량이 매우 높은 편에 속한다.
100g당 약 93kcal로 100g당 31kcal인 수박, 100g당
35kcal인 토마토의 3배 가량 된다. 칼륨 함유량이
높아 몸의 부기를 빼는 데에도 효과적이며 바나나
속의 풍부한 식이섬유가 변비 예방을 돕는다.
또, 세로토닌 촉진을 돕는 트립토판은 다이어트
중 스트레스를 낮추는 기능을 해 즐겁게 다이
어트를 할 수 있도록 도와준다. 바나나에는 항
산화 성분인 베타카로틴과 폴리페놀이 함유돼
노화 방지와 면역력 향상에도 효과적이다.

당근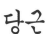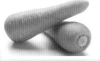

Dr's advice

카로틴이 항산화 작용을 하는 당근
당근의 대표 성분인 베타카로틴과 펠캐리놀이라는 성분이 항암
작용을 보여준다. 또, 눈 건강에 꼭 필요한 성분은 비타민 A인데 당근
이 가진 비타민 A는 눈 세포 구성에 꼭 필요한 성분이며 당근에는 그 어떤
녹황색 채소보다 비타민 A가 많으며 야맹증을 개선한다. 카토린 성분은 폐
속에 쌓여 있는 유해 물질과 니코틴을 몸 밖으로 배출시켜 주는 효능이 있
다.

양배추

Dr's advice

몸 속에 있는 나쁜 활성산소를 없애주는 양배추
양배추는 풍부한 글루타민을 함유하고 있어서 제산작용과 근육세포의 재생에 좋다. 역류성 식도염 등 속쓰림으로 고생하는 사람은 양배추를 갈아서 주스로 마시면 놀랍도록 통증이 가라앉는다. 음식을 짜게 먹는 사람은 나트륨이 혈압을 높여 뇌졸중, 심근경색, 당뇨병의 위험이 높다. 양배추의 풍부한 칼슘은 인과 함께 나트륨을 체외로 배출한다.

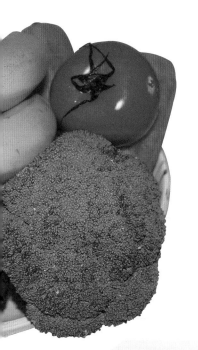

브로콜리

Dr's advice

항암작용을 하는 브로콜리
브로콜리에는 비타민 A, B1, B2, E, U, 미네랄, 칼슘, 인, 셀레늄 등이 풍부하게 들어 있다. 브로콜리는 양배추보다 비타민 U가 더 많아 만성 위염, 위궤양, 위암 등의 완화와 치료에 좋은 채소로 유명하다. 특히 풍부한 셀레늄이 들어 있어 노화방지와 함께 전립선암, 대장암, 폐암, 간암, 유방암, 췌장암 등에 효과가 좋다.

토마토

Dr's advice

노화를 방지하고 피로를 없애주는 토마토
토마토는 비타민 C, A가 풍부해서 항산화 작용이 뛰어나다고 한다. 또한, 리코펜이라는 성분이 풍부하게 들어 있어서 토마토를 꾸준히 먹으면 전립선암의 발생률을 50%나 낮춰주고 이 외에도 다른 기타 암들, 그리고 심근경색, 각종 질병 예방에도 좋다. 면역력 강화에 도움을 주어 성인병이나 백내장, 당뇨병을 예방해 주며 기관지염이나 노화방지에도 좋다.

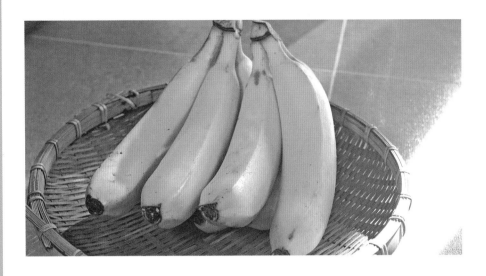

바나나의 효능

혈압을 조절하고, 근육 경련을 막아주는 미네랄인 칼륨도 풍부하다. 100g당 335㎎으로 사과의 4배다(서울여대 식품영양학과 이미숙 교수). 그래서 고혈압, 뇌졸중 환자에게 바나나를 권하는 것이다.

면역력을 높여주는 비타민 B6의 함량도 많다. 100g당 0.32㎎으로 일반 과일의 10배다. 이는 최근 국내 실험에서도 확인되었다.

바나나가 인체 면역력 증강에 도움을 준다는 연구 결과가 발표됐다. 대식세포는 혈관을 돌아다니면서 세균과 이물질을 잡아먹는 세포로, 암 세포를 발견할 경우 사이토카인이라는 면역활성화 물질을 분비해 림프구 등이 암 세포를 죽이는 것을 말한다.

바나나 해독 주스 만들기

준비할 재료

당근 100g, 브로콜리 100g, 양배추 100g, 토마토 100g,
바나나 200g, 물 400~500cc

1 손질한 재료를 깨끗이 씻어 물기를 뺀다.

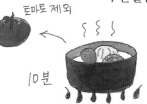

토마토 제외

10분

2 ❶의 재료에서 토마토를
제외한 재료를 냄비에 넣고
10분 동안 삶는다.

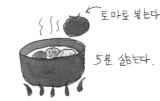

토마토 넣는다

5분 삶는다.

3 ❷가 끓으면 토마토를 넣고 5분
더 삶는다.

4 ❸을 완전히 식힌다.

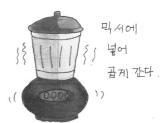

믹서에

넣어

곱게 간다.

5 ❹를 믹서에 넣어 곱게 간다.

6 껍질을 벗긴 바나나를 잘게 자른다.

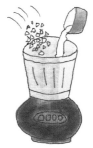

7 ❺와 ❻을 믹서에 넣고 다시
곱게 간다.

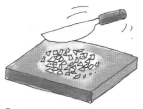

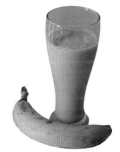

8 ❼을 컵에 따라서 마시면 된다.

동맥경화와 고혈압에 좋은

감귤 해독 주스

감귤

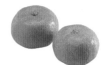

Dr's advice

알칼리성 식품이고 신진대사를 원활히 하며 피부와
점막을 튼튼히 하여 감기 예방 효과가 있다. 비타
민 C의 작용으로 피부미용과 피로회복에 좋으며
칼슘의 흡수를 도와준다. 비타민 P(헤스페리딘)
는 모세혈관에 대해 투과성의 증가를 억제하여
동맥경화, 고혈압 예방에 좋다. 감귤은 알맹이
에서 껍질까지 모두 이용하며 귤 껍질 말린
것을 '진피'라고 하는데 한약제 및 목욕물에
담가 향긋한 입욕제로 이용하면 좋다.

당근

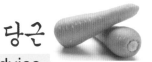

Dr's advice

카로틴이 항산화 작용을 하는 당근
당근의 대표 성분인 베타카로틴과 펠캐리놀이라는 성
분이 항암 작용을 보여준다. 또, 눈 건강에 꼭 필요한 성분
은 비타민 A인데 당근이 가진 비타민 A는 눈 세포 구성에 꼭
필요한 성분이며 당근에는 그 어떤 녹황색 채소보다 비타민 A가
많으며 야맹증을 개선한다. 카토린 성분은 폐 속에 쌓여 있는 유해 물질
과 니코틴을 몸 밖으로 배출시켜 주는 효능이 있다.

양배추

Dr's advice

몸 속에 있는 나쁜 활성산소를 없애주는 양배추

양배추는 풍부한 글루타민을 함유하고 있어서 제산작용과 근육세포의 재생에 좋다. 역류성 식도염 등 속쓰림으로 고생하는 사람은 양배추를 갈아서 주스로 마시면 놀랍도록 통증이 가라앉는다. 음식을 짜게 먹는 사람은 나트륨이 혈압을 높여 뇌졸중, 심근경색, 당뇨병의 위험이 높다. 양배추의 풍부한 칼슘은 인과 함께 나트륨을 체외로 배출한다.

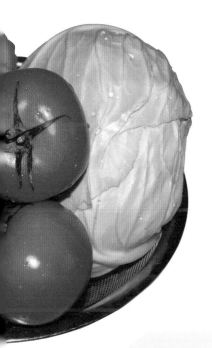

브로콜리

Dr's advice

항암작용을 하는 브로콜리

브로콜리에는 비타민 A, B1, B2, E, U, 미네랄, 칼슘, 인, 셀레늄 등이 풍부하게 들어 있다. 브로콜리는 양배추보다 비타민 U가 더 많아 만성 위염, 위궤양, 위암 등의 완화와 치료에 좋은 채소로 유명하다. 특히 풍부한 셀레늄이 들어 있어 노화방지와 함께 전립선암, 대장암, 폐암, 간암, 유방암, 췌장암 등에 효과가 좋다.

토마토

Dr's advice

노화를 방지하고 피로를 없애주는 토마토

토마토는 비타민 C, A가 풍부해서 항산화 작용이 뛰어나다고 한다. 또한, 리코펜이라는 성분이 풍부하게 들어 있어서 토마토를 꾸준히 먹으면 전립선암의 발생률을 50%나 낮춰주고 이 외에도 다른 기타 암들, 그리고 심근경색, 각종 질병 예방에도 좋다. 면역력 강화에 도움을 주어 성인병이나 백내장, 당뇨병을 예방해 주며 기관지염이나 노화방지에도 좋다.

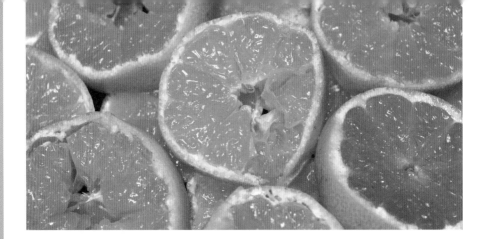

감귤의 효능

알칼리성 식품이고 신진대사를 원활히 해주며, 피부 점막을 튼튼하게 해주어 감기 예방에 효과가 있다. 매일 섭취하면 피로도 풀어주고 동맥경화도 예방된다. 비타민 P는 모세혈관을 튼튼하게 하여 동맥경화와 고혈압을 방지한다.

미국 국립 암연구소는 감귤류가 위암을 치료한다고 발표하였다. 감귤류에 들어 있는 항암 물질의 한 가지는 비타민 C인데 이는 강력한 발암 물질인 니트로소아민의 해를 억제하는 것으로 알려져 있다. 오렌지와 다른 과일을 다량 섭취한 사람들은 암으로 인한 사망률이 저하되었다. 또한 오렌지를 다량 섭취한 사람은 오렌지를 섭취하지 않은 사람에 비하여 식도암에 걸릴 위험이 절반으로 줄었다.

또한, 불포화지방산의 산화를 방지하고 콜레스테롤의 축적을 억제하는 것은 비타민 E의 작용이다. 미국 플로리다 주에서 이루어진 연구 결과, 오렌지와 그 외 다른 감귤류가 혈중 콜레스테롤을 내리게 하는 효능이 있음이 밝혀졌다. 오렌지와 그레이프후르츠의 식이섬유인 산성 다당류가 실험 동물의 혈중 콜레스테롤을 저하시킨 것이다.

감귤 해독 주스 만들기

준비할 재료

당근 100g, 브로콜리 100g, 양배추 100g, 토마토 100g,
귤 200g, 물 400~500cc

1 손질한 재료를 깨끗이 씻어 물기를 뺀다.

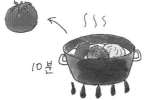

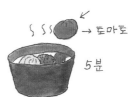

→ 토마토

2 ❶의 재료에서 토마토를 제외한
재료를 냄비에 넣고 10분 동안
삶는다.

3 ❷가 끓으면 토
마토를 넣고 5분
더 삶는다.

4 ❸을 완전히 식힌다.

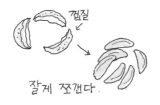

껍질

잘게 쪼갠다.

곱게 간다

5 ❹를 믹서에 넣어 곱게 간다.

6 귤의 껍질을 벗겨낸다.

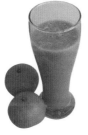

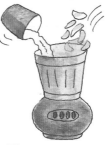

7 ❺와 ❻을 믹서에 넣고 다시
곱게 간다.

8 ❼을 컵에 따라서 마시면 된다.

43

이뇨작용이 있어서 혈압을 내려주는

무 해독 주스

무

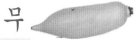

Dr's advice

우리나라 토종 무는 소화와 해독에 효과가 뛰어나고
원기를 높이는 데도 산삼에 버금간다. 그 중 특히 열
무는 산삼을 대용할 만큼 약성이 높다. 무는 즙을
내어 먹으면 지해·지혈과 소독·해열이 되고 삶
아서 먹으면 담증을 없애주고 식적(食積)을 제거
하여 준다. 무의 디아스타제라는 소화 효소가
소화를 돕고 위장을 튼튼하게 만든다는 것은
널리 알려진 사실이다. 또 발암 물질을 해독하
는 작용이 있기도 하다.

당근

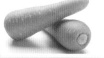

Dr's advice

카로틴이 항산화 작용을 하는 당근
당근의 대표 성분인 베타카로틴과 펠캐리놀이라는 성분
이 항암 작용을 보여준다. 또, 눈 건강에 꼭 필요한 성분은
비타민 A인데 당근이 가진 비타민 A는 눈 세포 구성에 꼭 필
한 성분이며 당근에는 그 어떤 녹황색 채소보다 비타민 A가 많으며
야맹증을 개선한다. 카토린 성분은 폐 속에 쌓여 있는 유해 물질과 니코
틴을 몸 밖으로 배출시켜 주는 효능이 있다.

양배추

Dr's advice

몸 속에 있는 나쁜 활성산소를 없애주는 양배추
양배추는 풍부한 글루타민을 함유하고 있어서 제산작용과 근육세포의 재생에 좋다. 역류성 식도염 등 속쓰림으로 고생하는 사람은 양배추를 갈아서 주스로 마시면 놀랍도록 통증이 가라앉는다. 음식을 짜게 먹는 사람은 나트륨이 혈압을 높여 뇌졸중, 심근경색, 당뇨병의 위험이 높다. 양배추의 풍부한 칼슘은 인과 함께 나트륨을 체외로 배출한다.

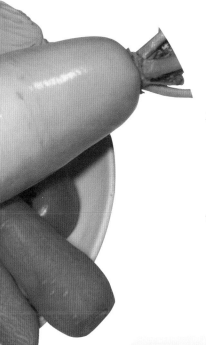

브로콜리

Dr's advice

항암작용을 하는 브로콜리
브로콜리에는 비타민 A, B1, B2, E, U, 미네랄, 칼슘, 인, 셀레늄 등이 풍부하게 들어 있다. 브로콜리는 양배추보다 비타민 U가 더 많아 만성 위염, 위궤양, 위암 등의 완화와 치료에 좋은 채소로 유명하다. 특히 풍부한 셀레늄이 들어 있어 노화방지와 함께 전립선암, 대장암, 폐암, 간암, 유방암, 췌장암 등에 효과가 좋다.

토마토

Dr's advice

노화를 방지하고 피로를 없애주는 토마토
토마토는 비타민 C, A가 풍부해서 항산화 작용이 뛰어나다고 한다. 또한, 리코펜이라는 성분이 풍부하게 들어 있어서 토마토를 꾸준히 먹으면 전립선암의 발생률을 50%나 낮춰주고 이 외에도 다른 기타 암들, 그리고 심근경색, 각종 질병 예방에도 좋다. 면역력 강화에 도움을 주어 성인병이나 백내장, 당뇨병을 예방해 주며 기관지염이나 노화방지에도 좋다.

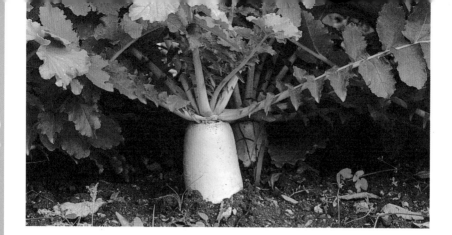

무의 효능

무는 즙을 내어 먹으면 지해(址咳)·지혈(地血)과 소독·해열이 된다. 삶아서 먹으면 담증을 없애주고 식적(食積)을 제거해 준다. 무는 디아스타제 같은 전분을 소화하는 효소는 물론 단백질 분해 효소도 가지고 있어서 소화 작용을 돕는다. 고기나 생선회를 먹을 때 무와 같이 먹거나 무즙을 내어 여기에 찍어 먹으면 좋다. 또한 무즙은 담을 삭여주는 거담작용을 해주기 때문에 감기에 걸렸을 때 엿을 넣고 즙을 내어 먹으면 좋고 니코틴을 중화하는 해독작용이 있으므로 담배를 피우는 사람은 무를 자주 먹는 것이 좋다. 노폐물 제거작용, 소염작용, 이뇨작용이 있어서 혈압을 내려주며, 담석을 용해하는 효능이 있어 담석증을 예방해 주기도 한다.

《본초강목》 등의 기록에는 무 생즙은 소화를 촉진시키고 독을 푸는 효과가 있으며 오장을 이롭게 하고 몸을 가볍게 하면서 살결이 고와진다고 했다. 또, 무 즙은 담을 제거하고 기침을 그치게 하는가 하면 각혈을 다스리고 속을 따뜻하게 하며 빈혈을 보한다고 했다. 생즙을 마시면 설사를 다스린다는 기록도 있다.

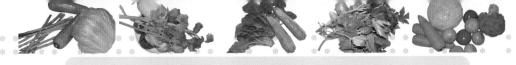

무 해독 주스 만들기

준비할 재료

당근 100g, 브로콜리 100g, 양배추 100g, 토마토 100g,
무 200g, 꿀 1큰 술, 물 400~500cc

1 손질한 재료를 깨끗이 씻어 물기를 뺀다.

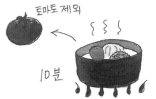

2 ❶의 재료에서 토마토를
제외한 재료를 냄비에 넣고
10분 동안 삶는다.

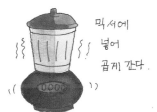

5 ❹를 믹서에 넣어 곱게 간다.

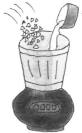

7 ❺와 ❻을 믹서에 넣고 다시
곱게 간다.

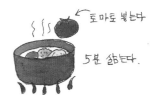

3 ❷가 끓으면 토마토를 넣고 5분
더 삶는다.

4 ❸을 완전히 식힌다.

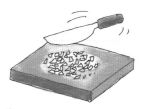

6 껍질을 얇게 벗긴 무를 잘게
자른다.

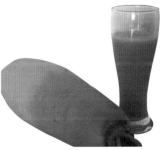

8 ❼을 컵에 따라서 마시면 된다.

살균·항균 작용이 뛰어난
생강 해독 주스

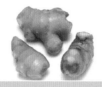

생강

Dr's advice

생강은 혈중 콜레스테롤의 상승 효과를 강력하게 억제
하며 멀미를 예방하고 혈액의 점도를 낮추며, 혈중
콜레스테롤 수치를 낮추고 암을 예방한다. 《동의보
감》에서 건강은 구풍, 소화제로서 심기를 통하고
양을 돋우며 오장육부의 냉을 제거하는 데 쓴다
고 기록되어 있는데, 생강에는 소화액의 분비를
자극하고 위장의 운동을 촉진하는 성분이 있어
식욕을 좋게 하고 소화흡수를 돕는다. 생강에
는 디아스타제와 단백질 분해 효소가 들어 있
어 소화흡수를 돕는다. 특히 진저롤과 쇼가올
은 여러 가지 병원성 균에 대해 강한 살균작용
이 있다.

당근

Dr's advice

카로틴이 항산화 작용을 하는 당근
당근의 대표 성분인 베타카로틴과 펠캐리놀이라는 성분이 항암
작용을 보여준다. 또, 눈 건강에 꼭 필요한 성분은 비타민 A인데 당근
이 가진 비타민 A는 눈 세포 구성에 꼭 필요한 성분이며 당근에는 그 어떤
녹황색 채소보다 비타민 A가 많으며 야맹증을 개선한다. 카토린 성분은 폐
속에 쌓여 있는 유해 물질과 니코틴을 몸 밖으로 배출시켜 주는 효능이 있
다.

양배추

Dr's advice

몸 속에 있는 나쁜 활성산소를 없애주는 양배추

양배추는 풍부한 글루타민을 함유하고 있어서 제산작용과 근육세포의 재생에 좋다. 역류성 식도염 등 속쓰림으로 고생하는 사람은 양배추를 갈아서 주스로 마시면 놀랍도록 통증이 가라앉는다. 음식을 짜게 먹는 사람은 나트륨이 혈압을 높여 뇌졸중, 심근경색, 당뇨병의 위험이 높다. 양배추의 풍부한 칼슘은 인과 함께 나트륨을 체외로 배출한다.

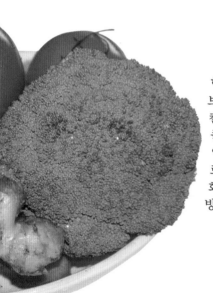

브로콜리

Dr's advice

항암작용을 하는 브로콜리

브로콜리에는 비타민 A, B1, B2, E, U, 미네랄, 칼슘, 인, 셀레늄 등이 풍부하게 들어 있다. 브로콜리는 양배추보다 비타민 U가 더 많아 만성 위염, 위궤양, 위암 등의 완화와 치료에 좋은 채소로 유명하다. 특히 풍부한 셀레늄이 들어 있어 노화방지와 함께 전립선암, 대장암, 폐암, 간암, 유방암, 췌장암 등에 효과가 좋다.

토마토

Dr's advice

노화를 방지하고 피로를 없애주는 토마토

토마토는 비타민 C, A가 풍부해서 항산화 작용이 뛰어나다고 한다. 또한, 리코펜이라는 성분이 풍부하게 들어 있어서 토마토를 꾸준히 먹으면 전립선암의 발생률을 50%나 낮춰주고 이 외에도 다른 기타 암들, 그리고 심근경색, 각종 질병 예방에도 좋다. 면역력 강화에 도움을 주어 성인병이나 백내장, 당뇨병을 예방해 주며 기관지염이나 노화방지에도 좋다.

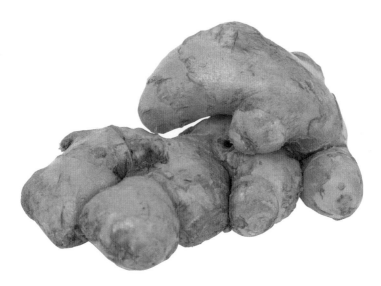

생강의 효능

신진대사를 활발하게 하므로 먹으면 땀이 나고 가래를 삭이는 작용을 한다. 더불어 혈액순환과 체온을 조절하여 해열이나 감기풍한 등에 좋다. 생강에는 소화액의 분비를 자극하고 위장의 운동을 촉진하는 성분이 있어 식욕을 좋게하고 소화흡수를 돕는다. 생강에는 디아스타제와 단백질 분해 효소가 들어 있어 생선회 등의 소화를 돕고 생강의 향미 성분은 소화기관에서의 식욕을 좋게 할 뿐만 아니라 단백질 분해 효소가 들어 있어 소화흡수를 도와준다.

생강은 식중독을 일으키는 균에 대해 살균·항균작용이 있다. 생강의 맵싸한 성분은 진저롤과 쇼가올이 주성분이며, 향기 성분은 여러 가지 정유(精油) 성분인데 이 정유들이 매운 성분과 어울려 티푸스균이나 콜레라균 등 세균에 대한 살균력을 나타내는 것이다. 특히 진저롤과 쇼가올(shogaals)은 여러 가지 병원성 균에 대해 강한 살균작용이 있다.

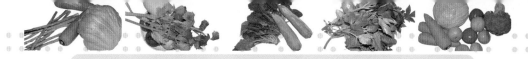

생강 해독 주스 만들기

준비할 재료

당근 100g, 브로콜리 100g, 양배추 100g, 토마토 100g,
생강 100g, 꿀 1큰 술, 물 400~500cc

1 손질한 재료를 깨끗이 씻어 물기를 뺀다.

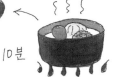

2 ❶의 재료에서 토마토를
제외한 재료를 냄비에 넣고
10분 동안 삶는다.

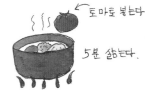

3 ❷가 끓으면 토마토를 넣고 5분
더 삶는다.

4 ❸을 완전히 식힌다.

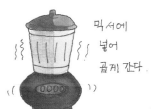

5 ❹를 믹서에 넣어 곱게 간다.

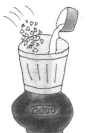

6 깨끗이 씻은 생강을 아주
잘게 썬다.

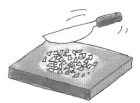

7 ❺와 ❻을 믹서에 넣고 다시
곱게 간다.

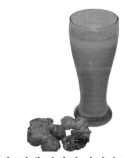

8 ❼을 컵에 따라서 마시면 된다.

혈액을 맑게 해주고 혈압을 낮춰주는
딸기 해독 주스

딸기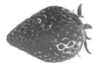

Dr's advice

딸기에는 안토시아닌이 많이 포함되어 있어서 암을 예
방하고 피로회복에도 좋은 효능을 보여 준다. 비타민
C가 풍부한 딸기는 인체 면역력을 강화시켜 주기
때문에 여러 질병 예방에 좋다. 또한 딸기는 스트
레스를 해소하는 데 도움을 주고, 호르몬을 조
정하는 부신피질의 기능을 활성화시켜 줌으로
써 피로회복과 체력증진을 해준다.

당근

Dr's advice

카로틴이 항산화 작용을 하는 당근
당근의 대표 성분인 베타카로틴과 펠캐리놀이라는 성분
이 항암 작용을 보여준다. 또, 눈 건강에 꼭 필요한 성분은
비타민 A인데 당근이 가진 비타민 A는 눈 세포 구성에 꼭 필요
한 성분이며 당근에는 그 어떤 녹황색 채소보다 비타민 A가 많으며
야맹증을 개선한다. 카토린 성분은 폐 속에 쌓여 있는 유해 물질과 니코
틴을 몸 밖으로 배출시켜 주는 효능이 있다.

양배추

Dr's advice

몸 속에 있는 나쁜 활성산소를 없애주는 양배추
양배추는 풍부한 글루타민을 함유하고 있어서 제산작용과 근육세포의 재생에 좋다. 역류성 식도염 등 속쓰림으로 고생하는 사람은 양배추를 갈아서 주스로 마시면 놀랍도록 통증이 가라앉는다. 음식을 짜게 먹는 사람은 나트륨이 혈압을 높여 뇌졸중, 심근경색, 당뇨병의 위험이 높다. 양배추의 풍부한 칼슘은 인과 함께 나트륨을 체외로 배출한다.

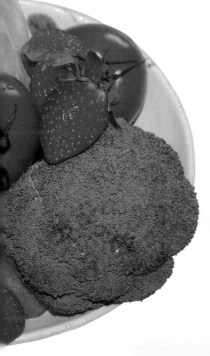

브로콜리

Dr's advice

항암작용을 하는 브로콜리
브로콜리에는 비타민 A, B1, B2, E, U, 미네랄, 칼슘, 인, 셀레늄 등이 풍부하게 들어 있다. 브로콜리는 양배추보다 비타민 U가 더 많아 만성 위염, 위궤양, 위암 등의 완화와 치료에 좋은 채소로 유명하다. 특히 풍부한 셀레늄이 들어 있어 노화방지와 함께 전립선암, 대장암, 폐암, 간암, 유방암, 췌장암 등에 효과가 좋다.

토마토

Dr's advice

노화를 방지하고 피로를 없애주는 토마토
토마토는 비타민 C, A가 풍부해서 항산화 작용이 뛰어나다고 한다. 또한, 리코펜이라는 성분이 풍부하게 들어 있어서 토마토를 꾸준히 먹으면 전립선암의 발생률을 50%나 낮춰주고 이 외에도 다른 기타 암들, 그리고 심근경색, 각종 질병 예방에도 좋다. 면역력 강화에 도움을 주어 성인병이나 백내장, 당뇨병을 예방해 주며 기관지염이나 노화방지에도 좋다.

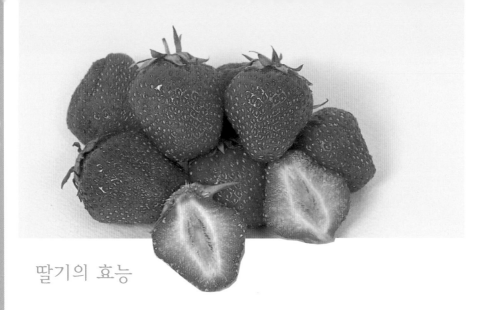

딸기의 효능

딸기에 많은 비타민 C는 여러 가지 호르몬을 조정하는 부신피질 기능을 활발하게 하므로 체력 증진에 효과가 있다.

딸기는 과일 중 비타민 C의 함량이 가장 높아(100g당 80mg) 귤보다 1.5배, 사과보다는 10배가 많다. 딸기 6~7알이면 하루 필요한 비타민 C를 모두 섭취할 수 있게 된다. 흔히 딸기에 설탕을 뿌려서 먹는데, 비타민 B가 손실되기 때문에 그냥 먹는 것이 좋다.

딸기에는 멜라닌을 억제하는 효능이 들어 있기 때문에 기미 예방이나 피부 건강에 효과적일 뿐만 아니라 딸기에 들어 있는 엘라그산 성분이 피부 콜라겐의 파괴와 피부 염증을 차단시켜 주며 황산화 물질인 안토시아닌이 풍부해서 활성산소로부터 피부를 보호해 주므로 '회춘' 과일이라고도 부른다.

특히 딸기 즙은 담배 연기에 함유된 발암 인자의 독성을 중화시켜 준다. 창백한 안색, 주름살, 여드름, 무좀, 충혈된 눈, 편도선염, 신경쇠약, 저혈압, 등에 효과가 있을 뿐만 아니라 혈액을 맑게 해준다고 한다.

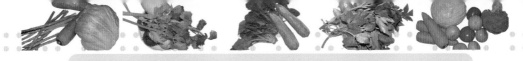

딸기 해독 주스 만들기

준비할 재료

당근 100g, 브로콜리 100g, 양배추 100g, 토마토 100g,
딸기 200g, 물 400~500cc

1 손질한 재료를 깨끗이 씻어 물기를 뺀다.

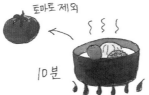

토마토 제외
10분

2 ❶의 재료에서 토마토를
제외한 재료를 냄비에 넣고
10분 동안 삶는다.

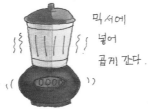

믹서에
넣어
곱게 간다.

5 ❹를 믹서에 넣어 곱게 간다.

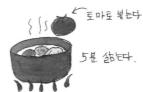

토마토 넣는다
5분 삶는다.

3 ❷가 끓으면 토마토를 넣고 5분
더 삶는다.

4 ❸을 완전히 식힌다.

6 깨끗이 씻은 딸기의 꼭지를
떼어낸다.

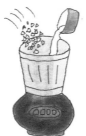

7 ❺와 ❻을 믹서에 넣고 다시
곱게 간다.

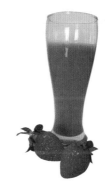

8 ❼을 컵에 따라서 마시면 된다.

대장암과 유방암의 발생 위험을 줄이는

배 해독 주스

배

Dr's advice

열매 중 먹을 수 있는 부분이 약 80%인데, 수분이 85
~88%, 열량은 약 50kal이다. 알칼리성 식품으로서
주성분은 탄수화물이고 당분(과당 및 자당) 10~
13%, 사과산·주석산·시트르산 등의 유기산, 비
타민 B와 C, 섬유소·지방 등이 들어 있다. 기침
이나 가래를 삭이기 위해 배를 이용하고자 할
때 생강을 곁들이면 그 효과가 크다. 배에는 칼
륨 성분이 들어 있어 고혈압을 유발하는 체내
의 잔류 나트륨을 배출시켜 주어 우리 몸의 혈
압을 조절하여 주기도 한다.

당근

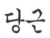

Dr's advice

카로틴이 항산화 작용을 하는 당근

당근의 대표 성분인 베타카로틴과 펠캐리놀이라는 성분이 항
암 작용을 보여준다. 또, 눈 건강에 꼭 필요한 성분은 비타민 A인
데 당근이 가진 비타민 A는 눈 세포 구성에 꼭 필요한 성분이며 당근
에는 그 어떤 녹황색 채소보다 비타민 A가 많으며 야맹증을 개선한다. 카
토린 성분은 폐 속에 쌓여 있는 유해 물질과 니코틴을 몸 밖으로 배출시켜
주는 효능이 있다.

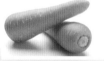

양배추

Dr's advice

몸 속에 있는 나쁜 활성산소를 없애주는 양배추
양배추는 풍부한 글루타민을 함유하고 있어서 제산작용과 근육세포의 재생에 좋다. 역류성 식도염 등 속쓰림으로 고생하는 사람은 양배추를 갈아서 주스로 마시면 놀랍도록 통증이 가라앉는다. 음식을 짜게 먹는 사람은 나트륨이 혈압을 높여 뇌졸중, 심근경색, 당뇨병의 위험이 높다. 양배추의 풍부한 칼슘은 인과 함께 나트륨을 체외로 배출한다.

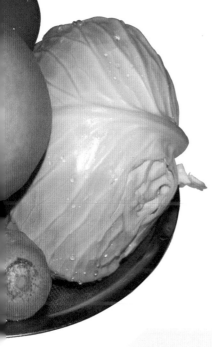

브로콜리

Dr's advice

항암작용을 하는 브로콜리
브로콜리에는 비타민 A, B1, B2, E, U, 미네랄, 칼슘, 인, 셀레늄 등이 풍부하게 들어 있다. 브로콜리는 양배추보다 비타민 U가 더 많아 만성 위염, 위궤양, 위암 등의 완화와 치료에 좋은 채소로 유명하다. 특히 풍부한 셀레늄이 들어 있어 노화방지와 함께 전립선암, 대장암, 폐암, 간암, 유방암, 췌장암 등에 효과가 좋다.

토마토

Dr's advice

노화를 방지하고 피로를 없애주는 토마토
토마토는 비타민 C, A가 풍부해서 항산화 작용이 뛰어나다고 한다. 또한, 리코펜이라는 성분이 풍부하게 들어 있어서 토마토를 꾸준히 먹으면 전립선암의 발생률을 50%나 낮춰주고 이 외에도 다른 기타 암들, 그리고 심근경색, 각종 질병 예방에도 좋다. 면역력 강화에 도움을 주어 성인병이나 백내장, 당뇨병을 예방해 주며 기관지염이나 노화방지에도 좋다.

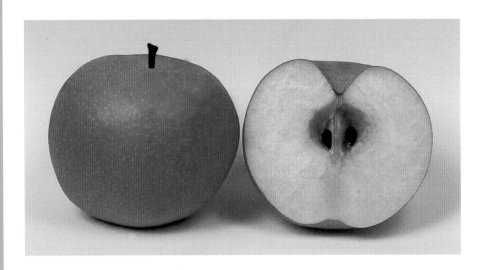

배의 효능

지방질은 0.2%, 섬유소 함량은 0.5%로 다른 과실에 비해
다소 적은 편이라 한다. 배의 무기질 성분을 보면 K, Na,
Mg의 함량이 75%를 차지하고 인이나 유산균의 함량이
25% 정도인데, 강한 알칼리성 식품이므로 배나 배 가공품
을 많이 먹는 것은 우리의 혈액을 중성으로 유지시켜 건강
을 유지하는 데 큰 효과가 있다 한다.

배즙이 기침과 가래를 없애주는 효과가 있기 때문에 기침
과 가래로 고생하는 사람들은 배즙을 장기간 복용하면 효과
를 볼 수 있다. 또한 배는 차가운 성질이기 때문에 몸에 열
을 내려주는 해열작용도 하며, 이뇨작용 또한 뛰어나다.

배의 효능의 절정이라고 할 수 있는 부분이 바로 항암 효
과이다. 배는 대장암과 유방암의 발생 위험을 줄이고 탄 음
식으로 유발되는 암에 특히 좋다고 한다. 실제로 연구 결과
에서 탄 음식을 먹은 후 배를 먹었더니 암 유발 물질이 땀과
소변을 통해 몸 밖으로 상당 부분 배출된 사실이 있다.

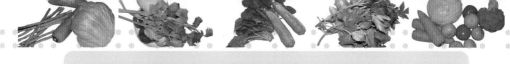

배 해독 주스 만들기

준비할 재료

당근 100g, 브로콜리 100g, 양배추 100g, 토마토 100g,
배 200g, 물 400~500cc

1 손질한 재료를 깨끗이 씻어 물기를 뺀다.

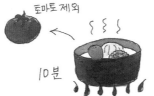

2 **1**의 재료에서 토마토를
제외한 재료를 냄비에 넣고
10분 동안 삶는다.

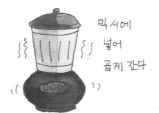

5 **4**를 믹서에 넣어 곱게 간다.

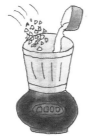

7 **5**와 **6**을 믹서에 넣고 다시
곱게 간다.

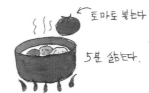

3 **2**가 끓으면 토마토를 넣고 5분
더 삶는다.

4 **3**을 완전히 식힌다.

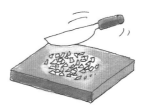

6 깨끗이 씻은 배의 껍질을
벗기고 잘게 썬다.

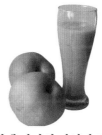

8 **7**을 컵에 따라서 마시면 된다.

플라보노이드가 각종 암을 예방해 주는
오렌지 해독 주스

오렌지

Dr's advice

성분으로는 당분이 7~11%, 산이 0.7~1.2% 들어 있어 상쾌한 맛이 난다. 과육 100g 중 비타민 C가 40~60mg 들어 있고 섬유질과 비타민 A도 풍부해서 감기 예방과 피로회복, 피부미용 등에 좋다. 지방과 콜레스테롤이 전혀 없어서 성인병 예방에도 도움이 된다. 오렌지 껍질의 하얀 부분은 헤스페리딘이란 성분이 풍부하게 있는데 혈관을 튼튼하게 하는 역할을 하여 동맥경화 등의 심혈관계 질환이 있는 사람에게 좋다. 또한 이 헤스페리딘 성분은 혈압을 낮춰주고, 간을 해독하며, 항균작용을 하는 효과도 있다.

당근

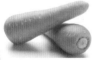

Dr's advice

카로틴이 항산화 작용을 하는 당근

당근의 대표 성분인 베타카로틴과 펠캐리놀이라는 성분이 항암 작용을 보여준다. 또, 눈 건강에 꼭 필요한 성분은 비타민 A인데 당근이 가진 비타민 A는 눈 세포 구성에 꼭 필요한 성분이며 당근에는 그 어떤 녹황색 채소보다 비타민 A가 많으며 야맹증을 개선한다. 카토린 성분은 폐 속에 쌓여 있는 유해 물질과 니코틴을 몸 밖으로 배출시켜주는 효능이 있다.

양배추

Dr's advice

몸 속에 있는 나쁜 활성산소를 없애주는 양배추

양배추는 풍부한 글루타민을 함유하고 있어서 제산작용과 근육세포의 재생에 좋다. 역류성 식도염 등 속쓰림으로 고생하는 사람은 양배추를 갈아서 주스로 마시면 놀랍도록 통증이 가라앉는다. 음식을 짜게 먹는 사람은 나트륨이 혈압을 높여 뇌졸중, 심근경색, 당뇨병의 위험이 높다. 양배추의 풍부한 칼슘은 인과 함께 나트륨을 체외로 배출한다.

브로콜리

Dr's advice

항암작용을 하는 브로콜리

브로콜리에는 비타민 A, B1, B2, E, U, 미네랄, 칼슘, 인, 셀레늄 등이 풍부하게 들어 있다. 브로콜리는 양배추보다 비타민 U가 더 많아 만성 위염, 위궤양, 위암 등의 완화와 치료에 좋은 채소로 유명하다. 특히 풍부한 셀레늄이 들어 있어 노화방지와 함께 전립선암, 대장암, 폐암, 간암, 유방암, 췌장암 등에 효과가 좋다.

토마토

Dr's advice

노화를 방지하고 피로를 없애주는 토마토

토마토는 비타민 C, A가 풍부해서 항산화 작용이 뛰어나다고 한다. 또한, 리코펜이라는 성분이 풍부하게 들어 있어서 토마토를 꾸준히 먹으면 전립선암의 발생률을 50%나 낮춰주고 이 외에도 다른 기타 암들, 그리고 심근경색, 각종 질병 예방에도 좋다. 면역력 강화에 도움을 주어 성인병이나 백내장, 당뇨병을 예방해 주며 기관지염이나 노화방지에도 좋다.

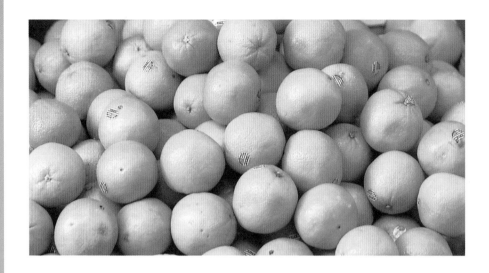

오렌지의 효능

오렌지에 함유된 비타민 C는 감기를 예방하는 효과를 가지고 있다. 또한 비타민 C는 멜라닌(melanin)의 생성을 억제하기 때문에 피부미용에도 좋다. 게다가 피로회복에 도움이 된다.

노화를 억제하고 산소 공급과 이동을 원활히 하는 플라보노이드가 풍부한 과일이어서 각종 암을 예방해 주는 작용도 뛰어나며 자연스럽게 일반 가정에서 민간요법으로 항암 효과를 얻을 수 있는 과일이기도 하다.

오렌지 껍질의 하얀 부분은 헤스페리딘이란 성분이 풍부하게 들어 있다.

혈관을 튼튼하게 하는 역할을 하여 동맥경화 등의 심혈 관계 질환이 있는 사람에게 좋고 또한 이 헤스페리딘 성분은 혈압을 낮춰 주고, 간을 해독하며, 항균작용을 하는 효과도 있다.

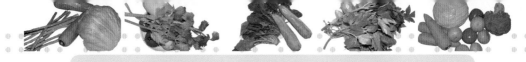

오렌지 해독 주스 만들기

준비할 재료

당근 100g, 브로콜리 100g, 양배추 100g, 토마토 100g,
오렌지 200g, 물 400~500cc

1 손질한 재료를 깨끗이 씻어 물기를 뺀다.

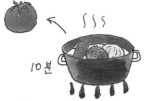

2 ❶의 재료에서 토마토를
제외한 재료를 냄비에 넣고
10분 동안 삶는다.

4 ❸을 완전히 식힌다.

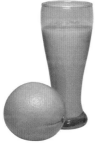

6 오렌지 껍질을 벗긴 다음
잘게 쪼갠다.

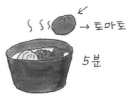

3 ❷가 끓으면 토마토를
넣고 5분 더 삶는다.

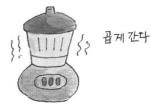

5 ❹를 믹서에 넣어 곱게 간다.

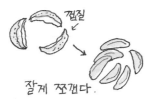

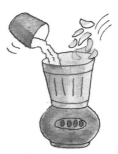

7 ❺와 ❻을 믹서에 넣고 다시
곱게 간다.

8 ❼을 컵에 따라서 마시면 된다.

고혈압, 심장병에 좋은

복숭아 해독 주스

복숭아

Dr's advice

미국의 하버드 보건대학 연구팀이 12만 4천 명을 대상으로 10여 년간 건강조사 자료를 분석한 결과 과육에 유리 아미노산이 많이 들어 있는데 특히 아스파라긴산이 많아 숙취 해소 및 니코틴 제거에 탁월한 효능이 있다고 발표했다. 풍부한 펙틴 성분은 장을 부드럽게 하여 변비를 없애며 비타민과 유기산 성분은 혈액순환을 돕고 피로회복, 해독 작용, 면역기능 강화, 피부미용 등에 좋다. 또한 알칼리성 식품으로서 산성화된 체질을 개선시켜 초조감, 불면증을 감소시킨다.

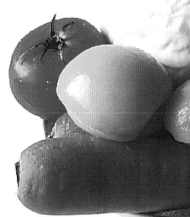

당근

Dr's advice

카로틴이 항산화 작용을 하는 당근

당근의 대표 성분인 베타카로틴과 펠캐리놀이라는 성분이 항암 작용을 보여준다. 또, 눈 건강에 꼭 필요한 성분은 비타민 A인데 당근이 가진 비타민 A는 눈 세포 구성에 꼭 필요한 성분이며 당근에는 그 어떤 녹황색 채소보다 비타민 A가 많으며 야맹증을 개선한다. 카토린 성분은 폐 속에 쌓여 있는 유해 물질과 니코틴을 몸 밖으로 배출시켜 주는 효능이 있다.

양배추

Dr's advice

몸 속에 있는 나쁜 활성산소를 없애주는 양배추

양배추는 풍부한 글루타민을 함유하고 있어서 제산작용과 근육세포의 재생에 좋다. 역류성 식도염 등 속쓰림으로 고생하는 사람은 양배추를 갈아서 주스로 마시면 놀랍도록 통증이 가라앉는다. 음식을 짜게 먹는 사람은 나트륨이 혈압을 높여 뇌졸중, 심근경색, 당뇨병의 위험이 높다. 양배추의 풍부한 칼슘은 인과 함께 나트륨을 체외로 배출한다.

브로콜리

Dr's advice

항암작용을 하는 브로콜리

브로콜리에는 비타민 A, B1, B2, E, U, 미네랄, 칼슘, 인, 셀레늄 등이 풍부하게 들어 있다. 브로콜리는 양배추보다 비타민 U가 더 많아 만성 위염, 위궤양, 위암 등의 완화와 치료에 좋은 채소로 유명하다. 특히 풍부한 셀레늄이 들어 있어 노화방지와 함께 전립선암, 대장암, 폐암, 간암, 유방암, 췌장암 등에 효과가 좋다.

토마토

Dr's advice

노화를 방지하고 피로를 없애주는 토마토

토마토는 비타민 C, A가 풍부해서 항산화 작용이 뛰어나다고 한다. 또한, 리코펜이라는 성분이 풍부하게 들어 있어서 토마토를 꾸준히 먹으면 전립선암의 발생률을 50%나 낮춰주고 이 외에도 다른 기타 암들, 그리고 심근경색, 각종 질병 예방에도 좋다. 면역력 강화에 도움을 주어 성인병이나 백내장, 당뇨병을 예방해 주며 기관지염이나 노화방지에도 좋다.

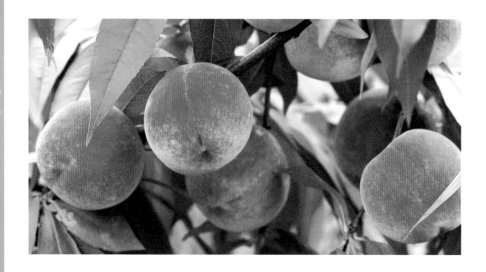

복숭아의 효능

주성분은 수분과 당분이며 유기산, 비타민 A, 펙틴 등도 풍부하다.

미국의 하버드 보건대학 연구팀이 12만 4천 명을 대상으로 10여 년간 건강조사 자료를 분석한 결과 과육에 유리 아미노산이 많이 들어 있는데 특히 아스파라긴산이 많아 숙취 해소 및 니코틴 제거에 탁월한 효능이 있다고 발표했다.

풍부한 펙틴 성분은 장을 부드럽게 하여 변비를 없애주며 비타민과 유기산 성분은 혈액순환을 돕고 피로회복, 해독작용, 면역기능 강화, 피부미용 등에 좋다. 또한 알칼리성 식품으로서 산성화된 체질을 개선시켜 초조감, 불면증을 감소시킨다.

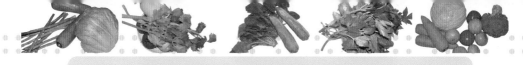

복숭아 해독 주스 만들기

준비할 재료

당근 100g, 브로콜리 100g, 양배추 100g, 토마토 100g,
복숭아 200g, 꿀 1큰 술, 물 400~500cc

1 손질한 재료를 깨끗이 씻어 물기를 뺀다.

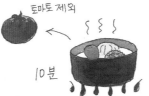

토마토 제외

10분

2 ①의 재료에서 토마토를
 제외한 재료를 냄비에 넣고
 10분 동안 삶는다.

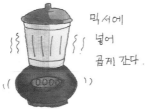

믹서에
넣어
곱게 간다.

5 ④를 믹서에 넣어 곱게 간다.

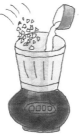

7 ⑤와 ⑥을 믹서에 넣고 다시
 곱게 간다.

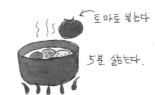

토마토 넣는다

5분 삶는다.

3 ②가 끓으면 토마토를 넣고 5분
 더 삶는다.

4 ③을 완전히 식힌다.

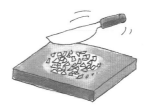

6 복숭아의 씨를 제거한 후
 잘게 썬다.

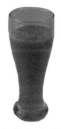

8 ⑦을 컵에 따라서 마시면 된다.

고혈압, 동맥경화에 좋은
레몬 해독 주스

레몬

Dr's advice

레몬의 비타민 C는 추위에 견딜 수 있게 신진대사를 원활히 하여 체온이 내려가는 것을 막아주며 피부와 점막을 튼튼하게 하고 또한 세균에 대한 저항력을 높여서 겨울철 감기예방, 스트레스 해소와 피로회복, 피부미용에도 효과가 있다.
괴혈병 예방 및 치료와 암을 방지하는 화학물질을 함유하고 있다. 또, 레몬유는 곰팡이를 죽이는 효과가 있다.

당근

Dr's advice

카로틴이 항산화 작용을 하는 당근
당근의 대표 성분인 베타카로틴과 펠캐리놀이라는 성분이 항암 작용을 보여준다. 또, 눈 건강에 꼭 필요한 성분은 비타민 A인데 당근이 가진 비타민 A는 눈 세포 구성에 꼭 필요한 성분이며 당근에는 그 어떤 녹황색 채소보다 비타민 A가 많으며 야맹증을 개선한다. 카토린 성분은 폐 속에 쌓여 있는 유해 물질과 니코틴을 몸 밖으로 배출시켜 주는 효능이 있다.

양배추

Dr's advice

몸 속에 있는 나쁜 활성산소를 없애주는 양배추
양배추는 풍부한 글루타민을 함유하고 있어서 제산작용과 근육세포의 재생에 좋다. 역류성 식도염 등 속쓰림으로 고생하는 사람은 양배추를 갈아서 주스로 마시면 놀랍도록 통증이 가라앉는다. 음식을 짜게 먹는 사람은 나트륨이 혈압을 높여 뇌졸중, 심근경색, 당뇨병의 위험이 높다. 양배추의 풍부한 칼슘은 인과 함께 나트륨을 체외로 배출한다.

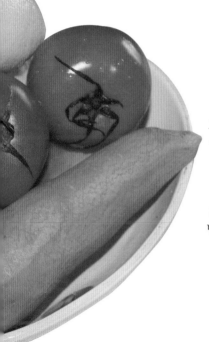

브로콜리

Dr's advice

항암작용을 하는 브로콜리
브로콜리에는 비타민 A, B1, B2, E, U, 미네랄, 칼슘, 인, 셀레늄 등이 풍부하게 들어 있다. 브로콜리는 양배추보다 비타민 U가 더 많아 만성 위염, 위궤양, 위암 등의 완화와 치료에 좋은 채소로 유명하다. 특히 풍부한 셀레늄이 들어 있어 노화방지와 함께 전립선암, 대장암, 폐암, 간암, 유방암, 췌장암 등에 효과가 좋다.

토마토

Dr's advice

노화를 방지하고 피로를 없애주는 토마토
토마토는 비타민 C, A가 풍부해서 항산화 작용이 뛰어나다고 한다. 또한, 리코펜이라는 성분이 풍부하게 들어 있어서 토마토를 꾸준히 먹으면 전립선암의 발생률을 50%나 낮춰주고 이 외에도 다른 기타 암들, 그리고 심근경색, 각종 질병 예방에도 좋다. 면역력 강화에 도움을 주어 성인병이나 백내장, 당뇨병을 예방해 주며 기관지염이나 노화방지에도 좋다.

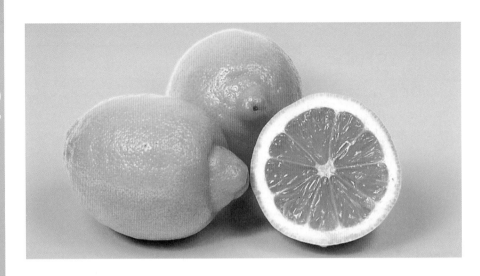

레몬의 효능

레몬에 함유된 비타민 P는 비타민 C의 보조 역할을 하며 모세혈관을 튼튼하게 하여 고혈압, 동맥경화, 뇌일혈 증세가 있는 사람에게 좋다. 레몬의 비타민 C는 추위에 견딜 수 있게 신진대사를 원활히 하여 체온이 내려가는 것을 막아주며 피부와 점막을 튼튼하게 하고 또한 세균에 대한 저항력을 높여서 겨울철 감기 예방, 스트레스 해소와 피로회복, 피부미용에도 효과가 있다.

괴혈병 예방 및 치료와 암을 방지하는 화학물질을 함유하고 있고 레몬 추출물은 사람에게 기생하는 회충을 죽이는 능력이 있으며 레몬유는 곰팡이를 죽이는 효과도 있다. 또한 감기, 두통, 요도염에도 효과적이며 그 밖에 소화기 계통을 튼튼하게 해주고 심장병, 담에도 효과가 있다.

건위 · 거담작용, 간장기능 강화, 소화불량, 식욕부진, 흉협부가 답답하고 상복부의 통증, 오한, 구토 등에 효과가 있다. 또한, 혈액을 정화시키고 혈관의 활동을 촉진시킨다.

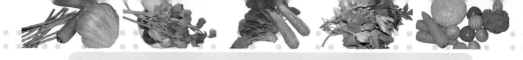

레몬 해독 주스 만들기

당근 100g, 브로콜리 100g, 양배추 100g, 토마토 100g,
레몬 200g, 물 400~500cc

1 손질한 재료를 깨끗이 씻어 물기를 뺀다.

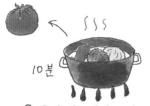

2 ❶의 재료에서 토마토를
  제외한 재료를 냄비에 넣고
  10분 동안 삶는다.

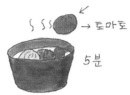

3 ❷가 끓으면 토마토를 넣고 5분
  더 삶는다.

4 ❸을 완전히 식힌다.

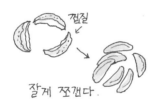

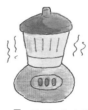

5 ❹를 믹서에 넣어 곱게 간다.

6 레몬의 껍질을 벗긴 다음
  잘게 쪼갠다.

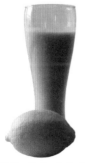

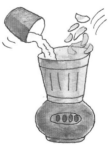

7 ❺와 ❻을 믹서에 넣고 다시
  곱게 간다.

8 ❼을 컵에 따라서 마시면 된다.

폐암의 발생률을 낮춰주는 효능이 증명된

시금치 해독 주스

시금치

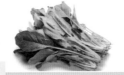

Dr's advice

여러 가지 실험 결과 암 예방에 효과가 있다는 사실이 밝혀졌는데 이는 시금치에 들어 있는 베타-카로틴에 의한 것이다. 특히 시금치는 흡연자에게서 많이 발생되는 폐암의 발생률을 낮춰주는 효능이 증명되었다. 1969년에 일본의 과학자들은 동물 실험에서 시금치가 혈중 콜레스테롤 수치를 낮추는 것을 발견하였다. 즉, 시금치는 콜레스테롤이 코프로스타놀(coprostanol)로 바뀌는 것을 촉진시켜 이를 쉽게 체외로 배출시키므로 저절로 콜레스테롤이 감소된다고 하였다.

당근

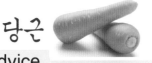

Dr's advice

카로틴이 항산화 작용을 하는 당근

당근의 대표 성분인 베타카로틴과 펠캐리놀이라는 성분이 항암 작용을 보여준다. 또, 눈 건강에 꼭 필요한 성분은 비타민 A인데 당근이 가진 비타민 A는 눈 세포 구성에 꼭 필요한 성분이며 당근에는 그 어떤 녹황색 채소보다 비타민 A가 많으며 야맹증을 개선한다. 카토린 성분은 폐 속에 쌓여 있는 유해 물질과 니코틴을 몸 밖으로 배출시켜 주는 효능이 있다.

양배추

Dr's advice

몸 속에 있는 나쁜 활성산소를 없애주는 양배추

양배추는 풍부한 글루타민을 함유하고 있어서 제산작용과 근육세포의 재생에 좋다. 역류성 식도염 등 속쓰림으로 고생하는 사람은 양배추를 갈아서 주스로 마시면 놀랍도록 통증이 가라앉는다. 음식을 짜게 먹는 사람은 나트륨이 혈압을 높여 뇌졸중, 심근경색, 당뇨병의 위험이 높다. 양배추의 풍부한 칼슘은 인과 함께 나트륨을 체외로 배출한다.

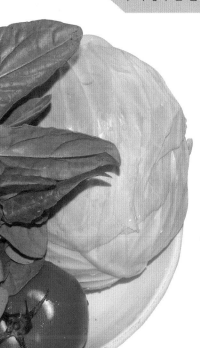

브로콜리

Dr's advice

항암작용을 하는 브로콜리

브로콜리에는 비타민 A, B1, B2, E, U, 미네랄, 칼슘, 인, 셀레늄 등이 풍부하게 들어 있다. 브로콜리는 양배추보다 비타민 U가 더 많아 만성 위염, 위궤양, 위암 등의 완화와 치료에 좋은 채소로 유명하다. 특히 풍부한 셀레늄이 들어 있어 노화방지와 함께 전립선암, 대장암, 폐암, 간암, 유방암, 췌장암 등에 효과가 좋다.

토마토

Dr's advice

노화를 방지하고 피로를 없애주는 토마토

토마토는 비타민 C, A가 풍부해서 항산화 작용이 뛰어나다고 한다. 또한, 리코펜이라는 성분이 풍부하게 들어 있어서 토마토를 꾸준히 먹으면 전립선암의 발생률을 50%나 낮춰주고 이 외에도 다른 기타 암들, 그리고 심근경색, 각종 질병 예방에도 좋다. 면역력 강화에 도움을 주어 성인병이나 백내장, 당뇨병을 예방해 주며 기관지염이나 노화방지에도 좋다.

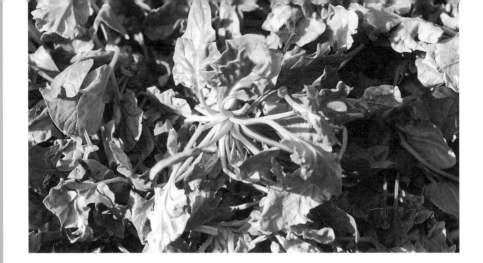

시금치의 효능

변비에는 야채를 먹는 것이 효과적이지만 그 가운데서도 시금치와 당근을 혼합한 주스에 식이섬유가 많아 변비가 있는 사람에게도 좋다.

시금치의 여러 가지 실험 결과 암 예방에 효과가 있다는 사실이 밝혀졌는데 이는 시금치에 들어 있는 베타-카로틴에 의한 것이다. 특히 시금치는 흡연자에게서 많이 발생되는 폐암의 발생률을 낮춰주는 효능이 증명되었다.

1969년에 일본의 과학자들은 동물 실험에서 시금치가 혈중 콜레스테롤치를 낮추는 것을 발견하였다. 즉, 시금치는 콜레스테롤이 코프로스타놀(coprostanol)로 바뀌는 것을 촉진시켜 이를 쉽게 체외로 배출시키므로 저절로 콜레스테롤이 감소된다고 하였다.

헤모글로빈의 성분이 되는 철이 많고 철의 흡수를 돕는 비타민 C도 풍부하므로 빈혈 예방에 안성맞춤이다. 비타민 A와 C가 둘 다 많기 때문에 감기 예방, 거친 피부, 기관지염 등에도 효과가 있다.

시금치 해독 주스 만들기

준비할 재료

당근 100g, 브로콜리 100g, 양배추 100g, 토마토 100g,
시금치 200g, 꿀 1큰 술, 물 400~500cc

1 손질한 재료를 깨끗이 씻어 물기를 뺀다.

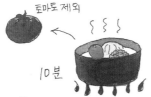

토마토 제외

10분

2 ❶의 재료에서 토마토를
제외한 재료를 냄비에 넣고
10분 동안 삶는다.

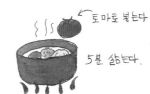

토마토 넣는다

5분 삶는다.

3 ❷가 끓으면 토마토를 넣고 5분
더 삶는다.

4 ❸을 완전히 식힌다.

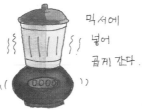

믹서에
넣어
곱게 간다.

5 ❹를 믹서에 넣어 곱게 간다.

6 손질한 시금치를 끓는 물에
살짝 데친다.

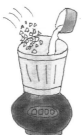

7 ❺와 ❻을 믹서에 넣고 다시
곱게 간다.

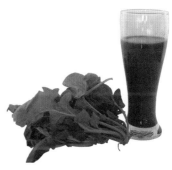

8 ❼을 컵에 따라서 마시면 된다.

혈압 강하 작용과 통풍에 특효가 있는
아스파라거스 해독 주스

아스파라거스

Dr's advice

아스파라거스에는 단백질과 각종 비타민이 풍부하며 콩나물 뿌리에 들어 있다는 아스파라긴산(Asparagine酸), 즉 아미노산이 주성분이며 약리 성분에는 루틴(Rutin) 성분이 많아 혈압 강하제로 효과가 있으며, 《본초강목》과 《동의보감》에 아스파라거스(Asparagus)는 천문동으로 소개되었으며, 이뇨작용과 통풍에 특효가 있고 진정작용의 약제로 쓰인다고 기술되어 있다.

당근

Dr's advice

카로틴이 항산화 작용을 하는 당근
당근의 대표 성분인 베타카로틴과 펠캐리놀이라는 성분이 항암 작용을 보여준다. 또, 눈 건강에 꼭 필요한 성분은 비타민 A인데 당근이 가진 비타민 A는 눈 세포 구성에 꼭 필요한 성분이며 당근에는 그 어떤 녹황색 채소보다 비타민 A가 많으며 야맹증을 개선한다. 카토린 성분은 폐 속에 쌓여 있는 유해 물질과 니코틴을 몸 밖으로 배출시켜 주는 효능이 있다.

양배추

Dr's advice

몸 속에 있는 나쁜 활성산소를 없애주는 양배추

양배추는 풍부한 글루타민을 함유하고 있어서 제산작용과 근육세포의 재생에 좋다. 역류성 식도염 등 속쓰림으로 고생하는 사람은 양배추를 갈아서 주스로 마시면 놀랍도록 통증이 가라앉는다. 음식을 짜게 먹는 사람은 나트륨이 혈압을 높여 뇌졸중, 심근경색, 당뇨병의 위험이 높다. 양배추의 풍부한 칼슘은 인과 함께 나트륨을 체외로 배출한다.

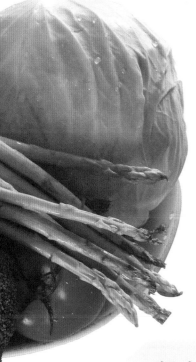

브로콜리

Dr's advice

항암작용을 하는 브로콜리

브로콜리에는 비타민 A, B1, B2, E, U, 미네랄, 칼슘, 인, 셀레늄 등이 풍부하게 들어 있다. 브로콜리는 양배추보다 비타민 U가 더 많아 만성 위염, 위궤양, 위암 등의 완화와 치료에 좋은 채소로 유명하다. 특히 풍부한 셀레늄이 들어 있어 노화방지와 함께 전립선암, 대장암, 폐암, 간암, 유방암, 췌장암 등에 효과가 좋다.

토마토

Dr's advice

노화를 방지하고 피로를 없애주는 토마토

토마토는 비타민 C, A가 풍부해서 항산화 작용이 뛰어나다고 한다. 또한, 리코펜이라는 성분이 풍부하게 들어 있어서 토마토를 꾸준히 먹으면 전립선암의 발생률을 50%나 낮춰주고 이 외에도 다른 기타 암들, 그리고 심근경색, 각종 질병 예방에도 좋다. 면역력 강화에 도움을 주어 성인병이나 백내장, 당뇨병을 예방해 주며 기관지염이나 노화방지에도 좋다.

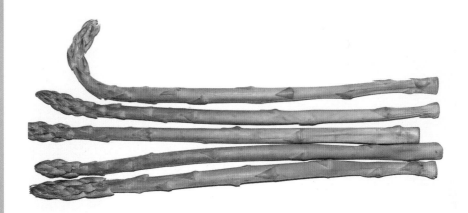

아스파라거스의 효능

아스파라거스에는 단백질과 각종 비타민이 풍부하며 콩나물 뿌리에 들어 있다는 아스파라긴산, 즉 아미노산이 주성분이며 약리 성분에는 루틴 성분이 많아 혈압강하제로 효과가 있으며, 《본초강목》과 《동의보감》에 아스파라거스(Asparagus)는 천문동으로 소개되었으며, 이뇨작용과 통풍에 특효가 있고 진정작용의 약제로 쓰인다 한다.

아스파라거스 효능은 피부미용에 도움을 준다는 점이고 비타민 A가 많이 함유되어 있기 때문에, 항산화 작용에도 도움이 되고, 특히 활성산소 제거에 탁월한 효과를 보인다고 한다.

항산화 작용 및 활성산소 제거는 곧 피부의 혈액순환 개선으로 이어지기 때문에 노화예방에도 좋고 혈압을 낮추는 장점이 있는데, 또한 루틴 성분이 함유되어 혈관을 강화하고 칼륨이 나트륨 배출을 촉진시킨다고 한다.

특히 엽산도 혈관에 도움이 되기 때문에 혈압을 낮추는 역할을 하고, 각종 비타민, 인, 칼슘 등도 골고루 포함되어 있기 때문에 자주 섭취하는 것이 좋다.

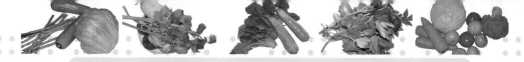

아스파라거스 해독 주스 만들기

준비할 재료

당근 100g, 브로콜리 100g, 양배추 100g, 토마토 100g,
아스파라거스 200g, 꿀 1큰 술, 물 400~500cc

1 손질한 재료를 깨끗이 씻어 물기를 뺀다.

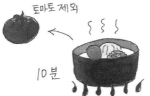

2 ❶의 재료에서 토마토를
제외한 재료를 냄비에 넣고
10분 동안 삶는다.

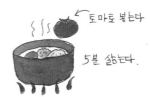

3 ❷가 끓으면 토마토를 넣고 5분
더 삶는다.

4 ❸을 완전히 식힌다.

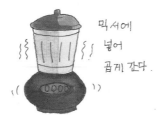

5 ❹를 믹서에 넣어 곱게 간다.

6 깨끗이 씻은 아스파라거를 살짝
데친 다음 잘게 썬다.

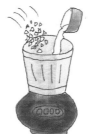

7 ❺와 ❻을 믹서에 넣고 다시
곱게 간다.

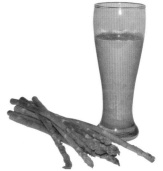

8 ❼을 컵에 따라서 마시면 된다.

고혈압, 중풍, 당뇨병, 비만, 심장병에 좋은
참마 해독 주스

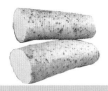

참마

Dr's advice

기운을 보충해 주고 고혈압, 중풍, 당뇨병, 비만, 심장병에 좋은 효과가 있다. 주요 성분은 수분이 약 65%, 당질은 약 25%로서 녹말 이외에 펜토산(pentosan), 만난(mannan)이 들어 있고 단백질은 약 3% 들어 있다. 특수 성분으로서 여러 효소를 포함하는데, 특히 아밀라아제라는 소화 효소가 무보다 3배 많으며, 이것이 녹말의 소화를 촉진한다.

당근

Dr's advice

카로틴이 항산화 작용을 하는 당근

당근의 대표 성분인 베타카로틴과 펠캐리놀이라는 성분이 항암 작용을 보여준다. 또, 눈 건강에 꼭 필요한 성분은 비타민 A인데 당근이 가진 비타민 A는 눈 세포 구성에 꼭 필요한 성분이며 당근에는 그 어떤 녹황색 채소보다 비타민 A가 많으며 야맹증을 개선한다. 카토린 성분은 폐 속에 쌓여 있는 유해 물질과 니코틴을 몸 밖으로 배출시켜 주는 효능이 있다.

양배추

Dr's advice

몸 속에 있는 나쁜 활성산소를 없애주는 양배추

양배추는 풍부한 글루타민을 함유하고 있어서 제산작용과 근육세포의 재생에 좋다. 역류성 식도염 등 속쓰림으로 고생하는 사람은 양배추를 갈아서 주스로 마시면 놀랍도록 통증이 가라앉는다. 음식을 짜게 먹는 사람은 나트륨이 혈압을 높여 뇌졸중, 심근경색, 당뇨병의 위험이 높다. 양배추의 풍부한 칼슘은 인과 함께 나트륨을 체외로 배출한다.

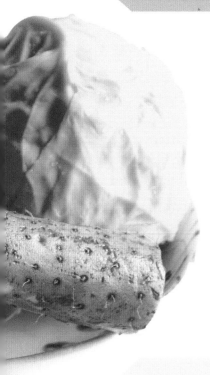

브로콜리

Dr's advice

항암작용을 하는 브로콜리

브로콜리에는 비타민 A, B1, B2, E, U, 미네랄, 칼슘, 인, 셀레늄 등이 풍부하게 들어 있다. 브로콜리는 양배추보다 비타민 U가 더 많아 만성 위염, 위궤양, 위암 등의 완화와 치료에 좋은 채소로 유명하다. 특히 풍부한 셀레늄이 들어 있어 노화방지와 함께 전립선암, 대장암, 폐암, 간암, 유방암, 췌장암 등에 효과가 좋다.

토마토

Dr's advice

노화를 방지하고 피로를 없애주는 토마토

토마토는 비타민 C, A가 풍부해서 항산화 작용이 뛰어나다고 한다. 또한, 리코펜이라는 성분이 풍부하게 들어 있어서 토마토를 꾸준히 먹으면 전립선암의 발생률을 50%나 낮춰주고 이 외에도 다른 기타 암들, 그리고 심근경색, 각종 질병 예방에도 좋다. 면역력 강화에 도움을 주어 성인병이나 백내장, 당뇨병을 예방해 주며 기관지염이나 노화방지에도 좋다.

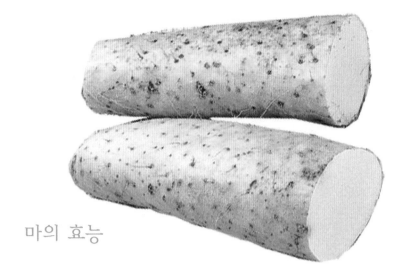

마의 효능

마과에 속한 다년생 덩굴식물인 참마 또는 마의 뿌리를 식용한다. 주로 정기를 긁어 모으고 흘러내리지 않는 성질 때문에 남성들의 정력을 강화하고, 몽정이나 조루증, 여성의 대하나 냉증에도 이용한다.

마는 먹어도 체하지 않기 때문에 소화 기능이 떨어진 사람들의 소화력을 보강시키고, 음식을 먹고 나서 속이 더부룩한 사람이나 방귀가 많이 나오는 사람들의 보약이 된다. 또 음식을 먹고 나서 트림을 자주 하는 사람이나 위의 운동 기능이 약해서 답답함을 느끼는 사람에게 좋다.

기운을 보충해 주기 때문에 다리가 약해서 조금만 걸어도 종아리와 허벅지가 무겁고 다리가 아픈 사람들의 기운 회복에도 좋다. 한편 고혈압, 중풍, 당뇨병, 비만, 심장병에 좋은 효과가 있다. 주요 성분은 수분이 약 65%, 당질은 약 25%로서 녹말 이외에 펜토산(pentosan), 만난(mannan)이 들어 있고 단백질은 약 3% 들어 있다.

특수 성분으로서 여러 효소를 포함하는데, 특히 아밀라아제라는 소화 효소가 무보다 3배 많으며, 이것이 녹말의 소화를 촉진한다.

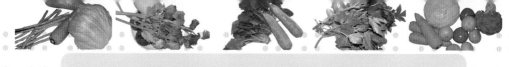

참마 해독 주스 만들기

준비할 재료

당근 100g, 브로콜리 100g, 양배추 100g, 토마토 100g,
참마 200g, 꿀 1큰 술, 물 400~500cc

1 손질한 재료를 깨끗이 씻어 물기를 뺀다.

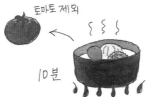

토마토 제외

10분

2 ❶의 재료에서 토마토를
제외한 재료를 냄비에 넣고
10분 동안 삶는다.

토마토 넣는다

5분 삶는다.

3 ❷가 끓으면 토마토를 넣고 5분
더 삶는다.

4 ❸을 완전히 식힌다.

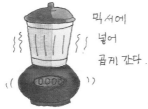

믹서에
넣어
곱게 간다.

5 ❹를 믹서에 넣어 곱게 간다.

6 깨끗이 씻어 손질한 참마의
껍질을 벗긴 다음 잘게 썬다.

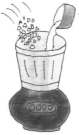

7 ❺와 ❻과 꿀을 믹서에 넣고
다시 곱게 간다.

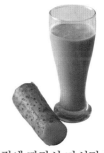

8 ❼을 컵에 따라서 마시면 된다.

혈관의 노화 방지에 효과가 큰

키위 해독 주스

키위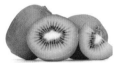

Dr's advice

키위의 비타민 C 함류량은 사과의 20배, 귤의 5배
가 될 정도로 비타민 C의 결정체라고 할 수 있다.
비타민 C는 기미와 주근깨를 예방하고, 혈관의
노화방지 및 스트레스 해소에 큰 효과가 있다.
또한 키위에 다량 함유된 칼륨은 혈압을 낮추
어주며, 식물성 섬유질로 인해 변비 예방과
콜레스테롤 수치를 낮추어주는 등의 중요한
효능이 있다.

당근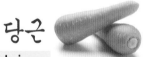

Dr's advice

카로틴이 항산화 작용을 하는 당근
당근의 대표 성분인 베타카로틴과 펠캐리놀이라는 성
분이 항암 작용을 보여준다. 또, 눈 건강에 꼭 필요한 성
분은 비타민 A인데 당근이 가진 비타민 A는 눈 세포 구성에
꼭 필요한 성분이며 당근에는 그 어떤 녹황색 채소보다 비타민
A가 많으며 야맹증을 개선한다. 카토린 성분은 폐 속에 쌓여 있는 유
해 물질과 니코틴을 몸 밖으로 배출시켜 주는 효능이 있다.

양배추

Dr's advice

몸 속에 있는 나쁜 활성산소를 없애주는 양배추
양배추는 풍부한 글루타민을 함유하고 있어서 제산작용과 근육세포의 재생에 좋다. 역류성 식도염 등 속쓰림으로 고생하는 사람은 양배추를 갈아서 주스로 마시면 놀랍도록 통증이 가라앉는다. 음식을 짜게 먹는 사람은 나트륨이 혈압을 높여 뇌졸중, 심근경색, 당뇨병의 위험이 높다. 양배추의 풍부한 칼슘은 인과 함께 나트륨을 체외로 배출한다.

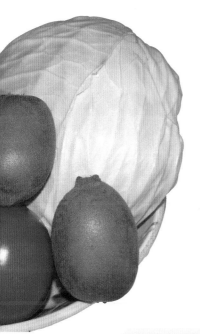

브로콜리

Dr's advice

항암작용을 하는 브로콜리
브로콜리에는 비타민 A, B1, B2, E, U, 미네랄, 칼슘, 인, 셀레늄 등이 풍부하게 들어 있다. 브로콜리는 양배추보다 비타민 U가 더 많아 만성 위염, 위궤양, 위암 등의 완화와 치료에 좋은 채소로 유명하다. 특히 풍부한 셀레늄이 들어 있어 노화방지와 함께 전립선암, 대장암, 폐암, 간암, 유방암, 췌장암 등에 효과가 좋다.

토마토

Dr's advice

노화를 방지하고 피로를 없애주는 토마토
토마토는 비타민 C, A가 풍부해서 항산화 작용이 뛰어나다고 한다. 또한, 리코펜이라는 성분이 풍부하게 들어 있어서 토마토를 꾸준히 먹으면 전립선암의 발생률을 50%나 낮춰주고 이 외에도 다른 기타 암들, 그리고 심근경색, 각종 질병 예방에도 좋다. 면역력 강화에 도움을 주어 성인병이나 백내장, 당뇨병을 예방해 주며 기관지염이나 노화방지에도 좋다.

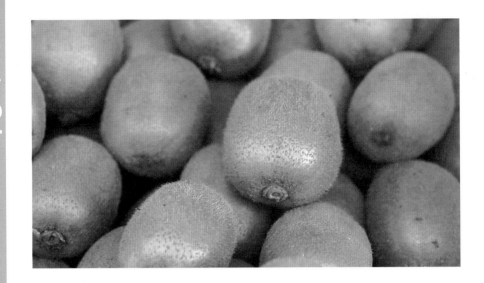

키위의 효능

키위는 식물성 영양과 무수한 비타민과 미네랄이 포함돼 있다. 콜레스테롤 조절, 대장 내의 독소 제거, 대장 및 전립선 암 예방, 혈당조절, 활성산소로부터 DNA 보호, 피부암 억제, 피부 검버섯 생성 예방 및 치료를 하는 키위에는 모발 건강에 좋은 아미노산, 판토텐산, 엽산, 티로신 등이 들어 있을 뿐만 아니라 흑색 입자의 구리-철과 같은 무기질과 미용 효과가 있는 마그네슘도 들어 있어 미용 과일이라 할 만하다. 또 비타민 C, E, K와 풍부한 섬유소를 함유하고 있는 저지방 식품으로, 다이어트와 미용에 특별한 효능이 있다.

키위의 비타민 C 함유량은 사과의 20배, 귤의 5배가 될 정도로 비타민 C의 결정체라고 할 수 있다. 비타민 C는 기미와 주근깨를 예방하고, 혈관의 노화방지 및 스트레스 해소에 큰 효과가 있다. 또한 키위에 다량 함유된 칼륨은 혈압을 낮추어주며, 식물성 섬유질로 인해 변비 예방와 콜레스테롤 수치를 낮추어주는 중요한 효능이 있다.

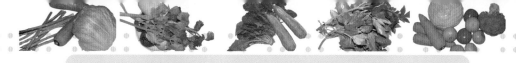

키위 해독 주스 만들기

준비할 재료

당근 100g, 브로콜리 100g, 양배추 100g, 토마토 100g,
키위 200g, 물 400~500cc

1 손질한 재료를 깨끗이 씻어 물기를 뺀다.

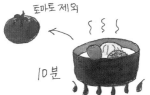

토마토 제외

10분

2 ❶의 재료에서 토마토를
제외한 재료를 냄비에 넣고
10분 동안 삶는다.

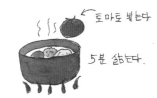

토마토 넣는다

5분 삶는다.

3 ❷가 끓으면 토마토를 넣고 5분
더 삶는다.

4 ❸을 완전히 식힌다.

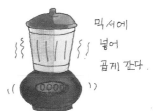

믹서에

넣어

곱게 간다

5 ❹를 믹서에 넣어 곱게 간다.

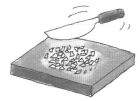

6 키위의 껍질을 벗긴 다음 잘게 썬다.

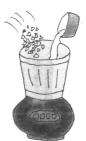

7 ❺와 ❻을 믹서에 넣고 다시
곱게 간다.

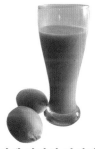

8 ❼을 컵에 따라서 마시면 된다.

심장 질환이나 뇌졸중 예방에 좋은

멜론 해독 주스

멜론

Dr's advice

멜론에는 우리 몸의 항산화 작용과 유해산소를 제거하는 베타카로틴 성분보다 더 강력한 리코펜이라는 성분이 함유되어 있어 암을 예방하는 데 효능이 있다. 또한 멜론에는 피로 회복을 돕는 비타민 A, B, C와 같은 성분이 함유되어 있어 피로회복에 도움을 준다.

당근

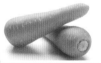

Dr's advice

카로틴이 항산화 작용을 하는 당근

당근의 대표 성분인 베타카로틴과 펠캐리놀이라는 성분이 항암 작용을 보여준다. 또, 눈 건강에 꼭 필요한 성분은 비타민 A인데 당근이 가진 비타민 A는 눈 세포 구성에 꼭 필요한 성분이며 당근에는 그 어떤 녹황색 채소보다 비타민 A가 많으며 야맹증을 개선한다. 카토린 성분은 폐 속에 쌓여 있는 유해 물질과 니코틴을 몸 밖으로 배출시켜 주는 효능이 있다.

양배추

Dr's advice

몸 속에 있는 나쁜 활성산소를 없애주는 양배추
양배추는 풍부한 글루타민을 함유하고 있어서 제산작용과 근육세포의 재
생에 좋다. 역류성 식도염 등 속쓰림으로 고생하는 사람은 양배추를 갈아
서 주스로 마시면 놀랍도록 통증이 가라앉는다. 음식을 짜게 먹는 사람은
나트륨이 혈압을 높여 뇌졸중, 심근경색, 당뇨병의 위험이 높다. 양배
추의 풍부한 칼슘은 인과 함께 나트륨을 체외로 배출한다.

브로콜리

Dr's advice

항암작용을 하는 브로콜리

브로콜리에는 비타민 A, B1, B2, E, U, 미네랄,
칼슘, 인, 셀레늄 등이 풍부하게 들어 있다. 브로
콜리는 양배추보다 비타민 U가 더 많아 만성 위
염, 위궤양, 위암 등의 완화와 치료에 좋은 채소
로 유명하다. 특히 풍부한 셀레늄이 들어 있어 노
화방지와 함께 전립선암, 대장암, 폐암, 간암, 유
방암, 췌장암 등에 효과가 좋다.

토마토

Dr's advice

노화를 방지하고 피로를 없애주는 토마토

토마토는 비타민 C, A가 풍부해서 항산화 작용이 뛰어나다고 한다. 또
한, 리코펜이라는 성분이 풍부하게 들어 있어서 토마토를 꾸준히 먹으면
전립선암의 발생률을 50%나 낮춰주고 이 외에도 다른 기타 암들, 그리고
심근경색, 각종 질병 예방에도 좋다. 면역력 강화에 도움을 주어 성인병이
나 백내장, 당뇨병을 예방해 주며 기관지염이나 노화방지에도 좋다.

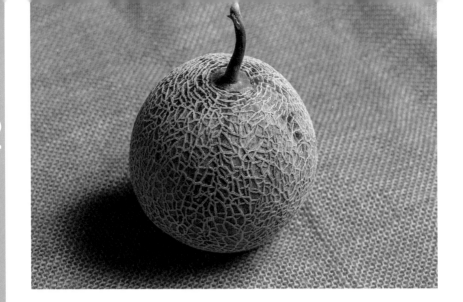

멜론의 효능

멜론에는 우리 몸의 항산화 작용과 유해산소를 제거하는 베타카로틴 성분보다 더 강력한 리코펜이라는 성분이 함유되어 있어 암을 예방하는 데 효능이 있다.

피로 회복을 돕는 비타민 A, B, C와 같은 성분이 함유되어 있어 피로회복에 도움을 주고, 또 멜론에 풍부하게 함유되어 있는 섬유질은 변비에 좋다.

멜론에는 우리 몸의 혈액 응고를 방지하고 점도를 낮추어 주어 심장 질환이나 뇌졸중 예방에 좋다.

술을 마신 다음 날 멜론 주스를 한잔 마시면 간의 회복을 도와주는 효과가 있기 때문에 숙취 해소에 좋고, 또한 멜론에 함유되어 있는 항산화 효소는 스트레스를 가라앉게 하는 효능이 있다.

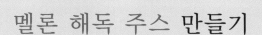

멜론 해독 주스 만들기

준비할 재료

당근 100g, 브로콜리 100g, 양배추 100g, 토마토 100g,
멜론 200g, 물 400~500cc

1 손질한 재료를 깨끗이 씻어 물기를 뺀다.

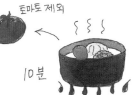

토마토 제외

10분

2 ❶의 재료에서 토마토를
제외한 재료를 냄비에 넣고
10분 동안 삶는다.

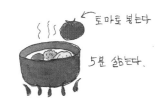

토마토 넣는다

5분 삶는다.

3 ❷가 끓으면 토마토를 넣고 5분
더 삶는다.

4 ❸을 완전히 식힌다.

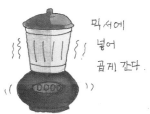

믹서에
넣어
곱게 간다.

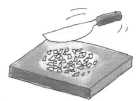

5 ❹를 믹서에 넣어 곱게 간다.

6 멜론의 껍질을 벗기고 씨를
제거한 다음 잘게 썬다.

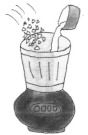

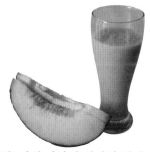

7 ❺와 ❻을 믹서에 넣고 다시
곱게 간다.

8 ❼을 컵에 따라서 마시면 된다.

피로회복, 변비에 뛰어난 효력이 있는

파인애플 해독 주스

파인애플

Dr's advice

파인애플 속에 들어 있는 효소는 브로멜라인
(Bromelain)이며, 파인애플 줄기로부터 추출되는
데 단백질 분해 효소의 역할을 하는 물질을 일컫
는다. 브로멜라인은 단백질 분해 효소에 속하
기 때문에 같이 곁들여 먹으면 소화를 돕게 되
며, 그 외에도 항응고제, 소염제, 상처의 치
료, 면역 능력 강화, 류머티즘 관절염 완화,
항생제 효과 증대 등의 다양한 효과를 지니
고 있는 것으로 알려져 있다.

당근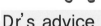

Dr's advice

카로틴이 항산화 작용을 하는 당근
당근의 대표 성분인 베타카로틴과 펠캐리놀이라는 성
분이 항암 작용을 보여준다. 또, 눈 건강에 꼭 필요한 성
분은 비타민 A인데 당근이 가진 비타민 A는 눈 세포 구성에
꼭 필요한 성분이며 당근에는 그 어떤 녹황색 채소보다 비타민 A
가 많으며 야맹증을 개선한다. 카토린 성분은 폐 속에 쌓여 있는 유해
물질과 니코틴을 몸 밖으로 배출시켜 주는 효능이 있다.

양배추

Dr's advice

몸 속에 있는 나쁜 활성산소를 없애주는 양배추

양배추는 풍부한 글루타민을 함유하고 있어서 제산작용과 근육세포의 재생에 좋다. 역류성 식도염 등 속쓰림으로 고생하는 사람은 양배추를 갈아서 주스로 마시면 놀랍도록 통증이 가라앉는다. 음식을 짜게 먹는 사람은 나트륨이 혈압을 높여 뇌졸중, 심근경색, 당뇨병의 위험이 높다. 양배추의 풍부한 칼슘은 인과 함께 나트륨을 체외로 배출한다.

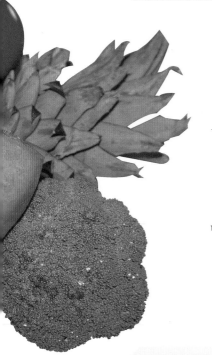

브로콜리

Dr's advice

항암작용을 하는 브로콜리

브로콜리에는 비타민 A, B1, B2, E, U, 미네랄, 칼슘, 인, 셀레늄 등이 풍부하게 들어 있다. 브로콜리는 양배추보다 비타민 U가 더 많아 만성 위염, 위궤양, 위암 등의 완화와 치료에 좋은 채소로 유명하다. 특히 풍부한 셀레늄이 들어 있어 노화방지와 함께 전립선암, 대장암, 폐암, 간암, 유방암, 췌장암 등에 효과가 좋다.

토마토

Dr's advice

노화를 방지하고 피로를 없애주는 토마토

토마토는 비타민 C, A가 풍부해서 항산화 작용이 뛰어나다고 한다. 또한, 리코펜이라는 성분이 풍부하게 들어 있어서 토마토를 꾸준히 먹으면 전립선암의 발생률을 50%나 낮춰주고 이 외에도 다른 기타 암들, 그리고 심근경색, 각종 질병 예방에도 좋다. 면역력 강화에 도움을 주어 성인병이나 백내장, 당뇨병을 예방해 주며 기관지염이나 노화방지에도 좋다.

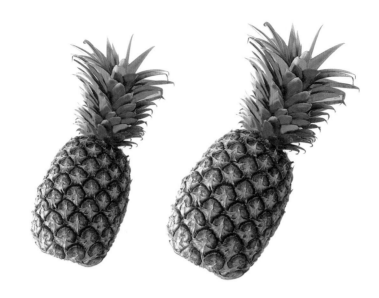

파인애플의 효능

브로멜라인(bromelain) 효소가 들어 있어 단백질을 녹여 소화하기 쉽게 만든다. 하지만, 파인애플은 강력한 단백질 분해 효능 때문에 공복에 지나칠 정도로 많이 먹으면 위벽에 상처가 생길 수도 있다.

고기 요리를 할 때 파인애플을 사용하면 독특한 향과 함께 연육작용을 하기도 하는데 신맛은 윗부분이, 단맛은 아랫부분이 강하다.

신맛을 내는 구연산의 작용으로 식욕증진에 효과적이고 식이섬유가 풍부해 변비에 좋다.

맛이 좋고 단백질을 소화시키는 효소가 들어 있어 고기를 먹은 후에 파인애플을 먹으면 소화에 도움이 된다. 자당, 구연산, 주석산 외에 비타민 C의 함유량이 풍부하여 피로회복, 식욕증진, 정장(整臟)의 효능이 있어, 특히 변비에 뛰어난 효력을 나타낸다.

파인애플 해독 주스 만들기

준비할 재료

당근 100g, 브로콜리 100g, 양배추 100g, 토마토 100g,
파인애플 200g, 물 400~500cc

1 손질한 재료를 깨끗이 씻어 물기를 뺀다.

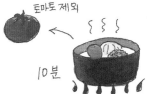

토마토 제외

10분

2 ❶의 재료에서 토마토를
제외한 재료를 냄비에 넣고
10분 동안 삶는다.

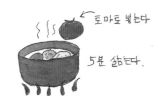

토마토 볼는다

5분 삶는다.

3 ❷가 끓으면 토마토를 넣고 5분
더 삶는다.

4 ❸을 완전히 식힌다.

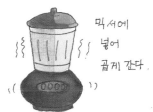

믹서에
넣어
곱게 간다.

5 ❹를 믹서에 넣어 곱게 간다.

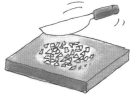

6 멜파인애플의 껍질을 벗긴
다음 잘게 썬다.

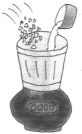

7 ❺와 ❻을 믹서에 넣고 다시
곱게 간다.

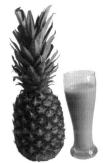

8 ❼을 컵에 따라서 마시면 된다.

리코펜 성분이 암 예방에 효과가 있는
수박 해독 주스

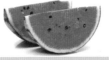

수박

Dr's advice

붉은색의 수박에는 리코펜 성분이 함유되어 있는
데 이것은 암 예방에 효과가 있다.
몸의 열을 제거하고 수분, 혈액 순환을 좋게 하
는 작용을 하고 칼륨, 구연산이 이뇨작용을
하여 부종을 없애준다(임신성 부종, 신장,
심장병의 부종).
기운을 돋우는 보기약(補氣藥)은 아니며
눌리어 쏟게 하는 사기약(瀉氣藥)으로, 열
이 나는 마른기침에도 쓰인다.

당근

Dr's advice

카로틴이 항산화 작용을 하는 당근
당근의 대표 성분인 베타카로틴과 펠캐리놀이라는
성분이 항암 작용을 보여준다. 또, 눈 건강에 꼭 필요
한 성분은 비타민 A인데 당근이 가진 비타민 A는 눈 세포
구성에 꼭 필요한 성분이며 당근에는 그 어떤 녹황색 채소보다
비타민 A가 많으며 야맹증을 개선한다. 카토린 성분은 폐 속에 쌓여
있는 유해 물질과 니코틴을 몸 밖으로 배출시켜 주는 효능이 있다.

양배추

Dr's advice

몸 속에 있는 나쁜 활성산소를 없애주는 양배추

양배추는 풍부한 글루타민을 함유하고 있어서 제산작용과 근육세포의 재
생에 좋다. 역류성 식도염 등 속쓰림으로 고생하는 사람은 양배추를 갈아
서 주스로 마시면 놀랍도록 통증이 가라앉는다. 음식을 짜게 먹는 사람은
나트륨이 혈압을 높여 뇌졸중, 심근경색, 당뇨병의 위험이 높다. 양배추의
풍부한 칼슘은 인과 함께 나트륨을 체외로 배출한다.

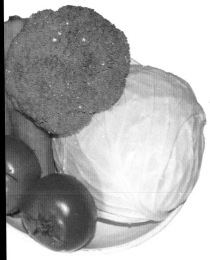

브로콜리

Dr's advice

항암작용을 하는 브로콜리

브로콜리에는 비타민 A, B1, B2, E, U, 미네랄, 칼
슘, 인, 셀레늄 등이 풍부하게 들어 있다. 브로콜
리는 양배추보다 비타민 U가 더 많아 만성 위염,
위궤양, 위암 등의 완화와 치료에 좋은 채소로 유
명하다. 특히 풍부한 셀레늄이 들어 있어 노화방
지와 함께 전립선암, 대장암, 폐암, 간암, 유방암,
췌장암 등에 효과가 좋다.

토마토

Dr's advice

노화를 방지하고 피로를 없애주는 토마토

토마토는 비타민 C, A가 풍부해서 항산화 작용이 뛰어나다고 한다. 또
한, 리코펜이라는 성분이 풍부하게 들어 있어서 토마토를 꾸준히 먹으면
전립선암의 발생률을 50%나 낮춰주고 이 외에도 다른 기타 암들, 그리고
심근경색, 각종 질병 예방에도 좋다. 면역력 강화에 도움을 주어 성인병이
나 백내장, 당뇨병을 예방해 주며 기관지염이나 노화방지에도 좋다.

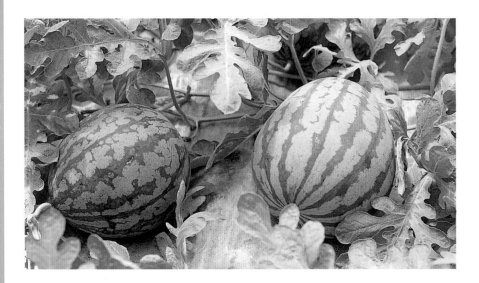

수박의 효능

수박은 91~95%가 수분이다. 물은 체내에 섭취한 영양소를 운반하여 생체 내의 모든 화학 반응, 즉 대사의 매체가 된다. 우리 몸의 3분의 2가 물로 구성되어 있다는 것을 생각한다면 물은 3대 영양소인 탄수화물, 단백질, 지방, 그 어떤 것보다도 더 큰 영양학적 가치를 가진다고 할 수 있다.

또, 수박에는 시트룰린(citrulline)이라는 물질이 있어 이뇨작용을 돕는다. 그래서 민간에서는 수박이 신장병이나 당뇨병을 가진 사람들에게 약용되고 있다. 병이 심한 경우에는 음식의 종류와 양도 의사와 상의해야 하지만 약을 복용해서 정상적인 생활을 할 수 있는 환자들에게는 분명히 도움이 된다.

붉은색의 수박에는 리코펜 성분이 함유되어 있는데 이것은 암 예방에 효과가 있다.

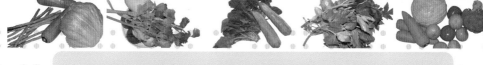

수박 해독 주스 만들기

준비할 재료

당근 100g, 브로콜리 100g, 양배추 100g, 토마토 100g,
수박 200g , 물 400~500cc

1 손질한 재료를 깨끗이 씻어 물기를 뺀다.

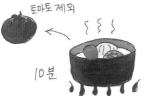

2 ❶의 재료에서 토마토를
제외한 재료를 냄비에 넣고
10분 동안 삶는다.

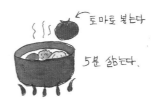

3 ❷가 끓으면 토마토를 넣고 5분
더 삶는다.

4 ❸을 완전히 식힌다.

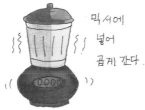

5 ❹를 믹서에 넣어 곱게 간다.

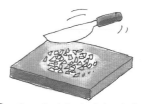

6 깨끗이 씻은 수박을 껍질째
잘게 썬다.

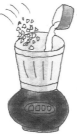

7 ❺와 ❻을 믹서에 넣고 다시
곱게 간다.

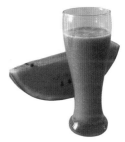

8 ❼을 컵에 따라서 마시면 된다.

세포의 돌연변이를 막아 암을 예방하는
요구르트 해독 주스

요구르트

Dr's advice

요구르트의 유산균은 유해균의 활동을 억제해 장의 연동운동을 도와주어 변비 및 설사를 예방하는 효과가 있다. 비피더스균은 발효 과정에서 티아민, 리보플라민, 비타민 B1, B2, B6, B12 및 비타민 K 등을 합성하는데 비타민 B군은 성장기의 발육촉진, 조혈작용, 피부 미용에 도움이 되고, 발효 과정에서 생긴 유산은 칼슘의 흡수를 도와준다.

당근

Dr's advice

카로틴이 항산화 작용을 하는 당근

당근의 대표 성분인 베타카로틴과 펠캐리놀이라는 성분이 항암 작용을 보여준다. 또, 눈 건강에 꼭 필요한 성분은 비타민 A인데 당근이 가진 비타민 A는 눈 세포 구성에 꼭 필요한 성분이며 당근에는 그 어떤 녹황색 채소보다 비타민 A가 많으며 야맹증을 개선한다. 카토린 성분은 폐 속에 쌓여 있는 유해 물질과 니코틴을 몸 밖으로 배출시켜 주는 효능이 있다.

양배추

Dr's advice

몸 속에 있는 나쁜 활성산소를 없애주는 양배추

양배추는 풍부한 글루타민을 함유하고 있어서 제산작용과 근육세포의 재생에 좋다. 역류성 식도염 등 속쓰림으로 고생하는 사람은 양배추를 갈아서 주스로 마시면 놀랍도록 통증이 가라앉는다. 음식을 짜게 먹는 사람은 나트륨이 혈압을 높여 뇌졸중, 심근경색, 당뇨병의 위험이 높다. 양배추의 풍부한 칼슘은 인과 함께 나트륨을 체외로 배출한다.

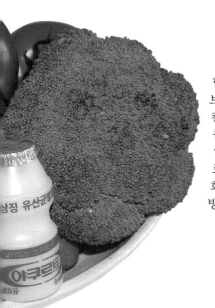

브로콜리

Dr's advice

항암작용을 하는 브로콜리

브로콜리에는 비타민 A, B1, B2, E, U, 미네랄, 칼슘, 인, 셀레늄 등이 풍부하게 들어 있다. 브로콜리는 양배추보다 비타민 U가 더 많아 만성 위염, 위궤양, 위암 등의 완화와 치료에 좋은 채소로 유명하다. 특히 풍부한 셀레늄이 들어 있어 노화방지와 함께 전립선암, 대장암, 폐암, 간암, 유방암, 췌장암 등에 효과가 좋다.

토마토

Dr's advice

노화를 방지하고 피로를 없애주는 토마토

토마토는 비타민 C, A가 풍부해서 항산화 작용이 뛰어나다고 한다. 또한, 리코펜이라는 성분이 풍부하게 들어 있어서 토마토를 꾸준히 먹으면 전립선암의 발생률을 50%나 낮춰주고 이 외에도 다른 기타 암들, 그리고 심근경색, 각종 질병 예방에도 좋다. 면역력 강화에 도움을 주어 성인병이나 백내장, 당뇨병을 예방해 주며 기관지염이나 노화방지에도 좋다.

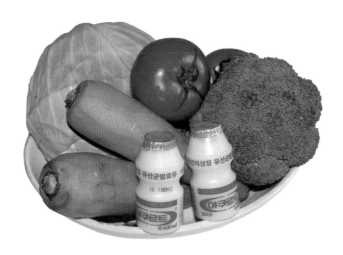

요구르트의 효능

우유를 먹으면 설사가 나거나 배에 가스가 차는 사람은 유당을 분해하는 효소인 락타제가 부족하기 때문인데, 요구르트의 유산균은 유당을 유산으로 바꾸어 소화가 잘 되게 한다. 요구르트의 유산균은 유해균의 활동을 억제해 장의 연동운동을 도와주어 변비 및 설사를 예방하는 효과가 있고 유산균이 유해 세균의 활동을 억제하여 유해균에 의해 생성되는 독소의 피해를 예방하고 장내 균총을 정상화시키기 때문에 설사나 변비를 예방할 수 있다.

비피더스균은 발효 과정에서 티아민, 리보플라민, 비타민 B1, B2, B6, B12 및 비타민 K 등을 합성하는데 비타민 B군은 성장기의 발육촉진, 조혈작용, 피부미용에 도움이 되고, 발효 과정에서 생긴 유산은 칼슘의 흡수를 돕는다.

유산균 발효유는 면역세포의 분열 및 증식을 촉진시켜 면역기능을 활성화시키며 세포의 돌연변이를 막아 암을 예방하는 효과가 높다. 또한 요구르트는 소장 내에서 콜레스테롤의 흡수를 막아주어 건강을 유지시켜 준다.

요구르트 해독 주스 만들기

준비할 재료

당근 100g, 브로콜리 100g, 양배추 100g, 토마토 100g,
요구르트 200㎖, 물 400~500cc

1 손질한 재료를 깨끗이
씻어 물기를 뺀다.

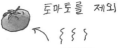
토마토를 제외

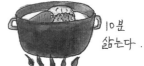
10분
삶는다.

2 ❶의 재료에서 토마토를
제외한 재료를 냄비에 넣고
10분 동안 삶는다.

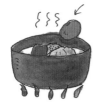

3 ❷가 끓으면 토마토를 넣고 5분
더 삶는다.

4 ❸을 완전히 식힌다.

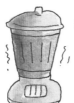
믹서에 간다

5 ❹를 믹서에 넣어 곱게 간다.

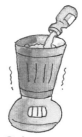

6 ❺와 요구르트를 믹서에 넣고
다시 곱게 간다.

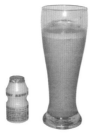

7 ❻을 컵에 따라서 마시면 된다.

콜레스테롤 및 혈관 속의 노폐물을 제거해 주는

꿀 해독 주스

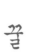

꿀

Dr's advice

꿀에는 각종 비타민(B, C군)류와 미네랄(칼륨, 아연, 칼슘) 등이 흡수되기 쉬운 상태로 함유되어 있어 피부미용에 좋고, 신진대사를 원활하게 해주는 역할을 하며, 꿀 속의 칼륨 성분은 체내의 콜레스테롤 및 혈관 속의 노폐물을 제거해 주는 역할을 하여 혈행을 원활하게 해주고 혈액을 알칼리성으로 유지하게 하여 현관을 튼튼하게 해주며, 또한 내장의 활동을 활발하게 해주는 작용도 한다.

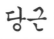
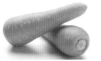

당근

Dr's advice

카로틴이 항산화 작용을 하는 당근

당근의 대표 성분인 베타카로틴과 펠캐리놀이라는 성분이 항암 작용을 보여준다. 또, 눈 건강에 꼭 필요한 성분은 비타민 A인데 당근이 가진 비타민 A는 눈 세포 구성에 꼭 필요한 성분이며 당근에는 그 어떤 녹황색 채소보다 비타민 A가 많으며 야맹증을 개선한다. 카토린 성분은 폐 속에 쌓여 있는 유해 물질과 니코틴을 몸 밖으로 배출시켜 주는 효능이 있다.

양배추

Dr's advice

몸 속에 있는 나쁜 활성산소를 없애주는 양배추

양배추는 풍부한 글루타민을 함유하고 있어서 제산작용과 근육세포의 재생에 좋다. 역류성 식도염 등 속쓰림으로 고생하는 사람은 양배추를 갈아서 주스로 마시면 놀랍도록 통증이 가라앉는다. 음식을 짜게 먹는 사람은 나트륨이 혈압을 높여 뇌졸중, 심근경색, 당뇨병의 위험이 높다. 양배추의 풍부한 칼슘은 인과 함께 나트륨을 체외로 배출한다.

브로콜리

Dr's advice

항암작용을 하는 브로콜리

브로콜리에는 비타민 A, B1, B2, E, U, 미네랄, 칼슘, 인, 셀레늄 등이 풍부하게 들어 있다. 브로콜리는 양배추보다 비타민 U가 더 많아 만성 위염, 위궤양, 위암 등의 완화와 치료에 좋은 채소로 유명하다. 특히 풍부한 셀레늄이 들어 있어 노화방지와 함께 전립선암, 대장암, 폐암, 간암, 유방암, 췌장암 등에 효과가 좋다.

토마토

Dr's advice

노화를 방지하고 피로를 없애주는 토마토

토마토는 비타민 C, A가 풍부해서 항산화 작용이 뛰어나다고 한다. 또한, 리코펜이라는 성분이 풍부하게 들어 있어서 토마토를 꾸준히 먹으면 전립선암의 발생률을 50%나 낮춰주고 이 외에도 다른 기타 암들, 그리고 심근경색, 각종 질병 예방에도 좋다. 면역력 강화에 도움을 주어 성인병이나 백내장, 당뇨병을 예방해 주며 기관지염이나 노화방지에도 좋다.

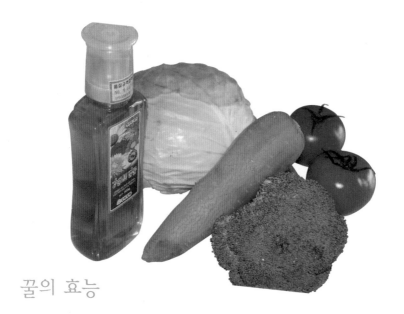

꿀의 효능

피로회복, 숙취제거에 아주 좋은 효과가 있다. 분해될 필요가 없는 단당체로 되어 있어 체내 흡수가 빠르고 아주 빨리, 그리고 완벽하게 영양의 밸런스를 깨트리지 않고 곧바로 에너지로 활용된다. 벌꿀은 위를 편안하게 해주고 특히 변비에 효과적인데, 즉 벌꿀은 장의 연동운동을 도와 정장작용을 해주어 비피더스균은 증식시키고 창자 속의 장균은 억제시키기 때문이며, 꿀에 들어 있는 철분은 빈혈을 예방하고 치료하는 데 도움을 준다.

꿀에는 각종 비타민(B, C군)류와 미네랄(칼륨, 아연, 칼슘) 등이 흡수되기 쉬운 상태로 함유되어 있어 피부미용에 좋으며, 신진대사를 원활하게 해주는 역할을 하는데 꿀 속의 칼륨 성분은 체내의 콜레스테롤 및 혈관 속의 노폐물을 제거해주는 역할을 하여 혈행을 원활하게 해주고 혈액을 알칼리성으로 유지하게 하며 현관을 튼튼하게 해주며 내장의 활동을 활발하게 하므로 고혈압, 심장병, 변비에 좋다.

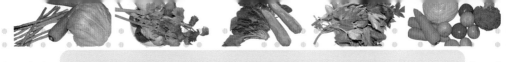

꿀 해독 주스 만들기

준비할 재료

당근 100g, 브로콜리 100g, 양배추 100g, 토마토 100g,
꿀 1큰 술, 물 400~500cc

1 손질한 재료를 깨끗이
씻어 물기를 뺀다.

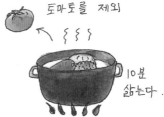

2 ❶의 재료에서 토마토를
제외한 재료를 냄비에 넣고
10분 동안 삶는다.

3 ❷가 끓으면 토마토를 넣고 5분
더 삶는다.

4 ❸을 완전히 식힌다.

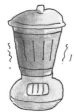

5 ❹를 믹서에 넣어 곱게 간다.

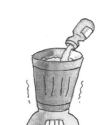

6 ❺에 꿀을 넣고 다시 간다.

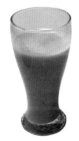

7 ❻을 컵에 따라서 마시면 된다.

성인병이나 노화를 방지하는

두유 해독 주스

두유

Dr's advice

두유에는 레시친이라는 인지질이 함유되어 있어 여분의 콜레스테롤이나 지방을 녹여준다. 또, 인지질은 세포막, 특히 뇌, 심장, 신장, 간장 등에 많이 있고 부족하면 살갗이 거칠어지고 노화되기 쉬우며 호르몬이 감소되어 정력이 감퇴된다. 두유에는 칼륨과 인이 80%를 점유하고 있고 철, 니켈, 마그네슘, 아연, 바나듐, 동 등의 미네랄이 함유되어 있다.

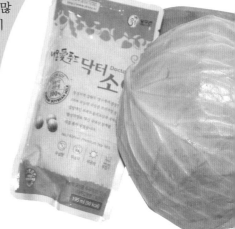

당근

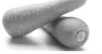

Dr's advice

카로틴이 항산화 작용을 하는 당근
당근의 대표 성분인 베타카로틴과 펠캐리놀이라는 성분이 항암 작용을 보여준다. 또, 눈 건강에 꼭 필요한 성분은 비타민 A인데 당근이 가진 비타민 A는 눈 세포 구성에 꼭 필요한 성분이며 당근에는 그 어떤 녹황색 채소보다 비타민 A가 많으며 야맹증을 개선한다. 카토린 성분은 폐 속에 쌓여 있는 유해 물질과 니코틴을 몸 밖으로 배출시켜 주는 효능이 있다.

양배추

Dr's advice

몸 속에 있는 나쁜 활성산소를 없애주는 양배추

양배추는 풍부한 글루타민을 함유하고 있어서 제산작용과 근육세포의 재생에 좋다. 역류성 식도염 등 속쓰림으로 고생하는 사람은 양배추를 갈아서 주스로 마시면 놀랍도록 통증이 가라앉는다. 음식을 짜게 먹는 사람은 나트륨이 혈압을 높여 뇌졸중, 심근경색, 당뇨병의 위험이 높다. 양배추의 풍부한 칼슘은 인과 함께 나트륨을 체외로 배출한다.

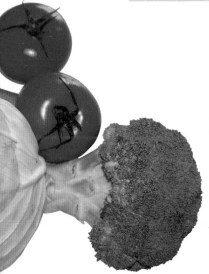

브로콜리

Dr's advice

항암작용을 하는 브로콜리

브로콜리에는 비타민 A, B1, B2, E, U, 미네랄, 칼슘, 인, 셀레늄 등이 풍부하게 들어 있다. 브로콜리는 양배추보다 비타민 U가 더 많아 만성 위염, 위궤양, 위암 등의 완화와 치료에 좋은 채소로 유명하다. 특히 풍부한 셀레늄이 들어 있어 노화방지와 함께 전립선암, 대장암, 폐암, 간암, 유방암, 췌장암 등에 효과가 좋다.

토마토

Dr's advice

노화를 방지하고 피로를 없애주는 토마토

토마토는 비타민 C, A가 풍부해서 항산화 작용이 뛰어나다고 한다. 또한, 리코펜이라는 성분이 풍부하게 들어 있어서 토마토를 꾸준히 먹으면 전립선암의 발생률을 50%나 낮춰주고 이 외에도 다른 기타 암들, 그리고 심근경색, 각종 질병 예방에도 좋다. 면역력 강화에 도움을 주어 성인병이나 백내장, 당뇨병을 예방해 주며 기관지염이나 노화방지에도 좋다.

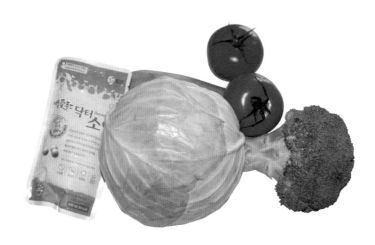

두유의 효능

두유의 지방에는 콜레스테롤이 함유되어 있지 않고, 다량 함유되어 있는 불포화지방산이 혈관벽 내에 침착하는 LDL 콜레스테롤(저비중 콜레스테롤)을 녹여서 운반, 제거하는 작용을 한다.

레시친이라는 인지질이 함유되어 있어 여분의 콜레스테롤이나 지방을 녹여준다. 또 인지질은 세포막 특히 뇌, 심장, 신장, 간장 등에 많이 있는데 부족하면 살갗이 거칠어지고 노화되기 쉬우며 호르몬이 감소되어 정력이 감퇴된다.

두유에는 칼륨과 인이 80%를 점유하고 있고 철, 니켈, 마그네슘, 아연, 바나듐, 동 등의 미네랄이 함유되어 있다.

두유의 영양 효과가 높은 것은 단백질 때문이기도 하지만 비타민이 미량이긴 하지만 영양 효과를 총합적으로 발휘한다. 비타민 E는 두유 지방의 과산화를 방지함과 동시에 세포를 강화하여 성인병이나 노화를 방지하고, 대기 오염이나 감염 예방에 큰 도움을 준다. 간장의 기능을 높여 신체의 활동력을 활발하게 해준다.

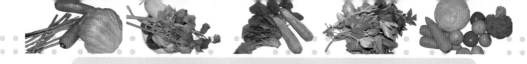

두유 해독 주스 만들기

준비할 재료

당근 100g, 브로콜리 100g, 양배추 100g, 토마토 100g,
두유 200㎖, 물 400~500cc

1 손질한 재료를 깨끗이
  씻어 물기를 뺀다.

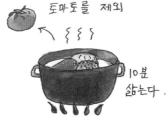

2 ❶의 재료에서 토마토를
  제외한 재료를 냄비에 넣고
  10분 동안 삶는다.

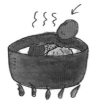

3 ❷가 끓으면 토마토를 넣고 5분
  더 삶는다.

4 ❸을 완전히 식힌다.

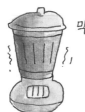

5 ❹를 믹서에 넣어 곱게 간다.

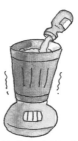

6 ❺와 두유를 믹서에 넣고 다시
  곱게 간다.

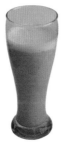

7 ❻을 컵에 따라서 마시면 된다.

혈압 상승을 억제하는

우유 해독 주스

우유

Dr's advice

우유는 식품이기 때문에 꾸준히 섭취하면 자연 치유력이 생긴다. 우유 속 비타민 A는 면역 기능을 활성화할 뿐만 아니라 칼륨과 마그네슘은 심혈관 건강에 기여한다. 또 우유가 고혈압, 관상동맥, 직장결장암, 비만 등의 위험을 낮추어준다는 연구 결과가 있으며 비만한 사람일 경우 인슐린 저항성과 제2형 당뇨의 발생 위험을 낮추어준다고 한다.

당근

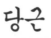

Dr's advice

카로틴이 항산화 작용을 하는 당근

당근의 대표 성분인 베타카로틴과 펠캐리놀이라는 성분이 항암 작용을 보여준다. 또, 눈 건강에 꼭 필요한 성분은 비타민 A인데 당근이 가진 비타민 A는 눈 세포 구성에 꼭 필요한 성분이며 당근에는 그 어떤 녹황색 채소보다 비타민 A가 많으며 야맹증을 개선한다. 카토린 성분은 폐 속에 쌓여 있는 유해 물질과 니코틴을 몸 밖으로 배출시켜 주는 효능이 있다.

양배추

Dr's advice

몸 속에 있는 나쁜 활성산소를 없애주는 양배추

양배추는 풍부한 글루타민을 함유하고 있어서 제산작용과 근육세포의 재생에 좋다. 역류성 식도염 등 속쓰림으로 고생하는 사람은 양배추를 갈아서 주스로 마시면 놀랍도록 통증이 가라앉는다. 음식을 짜게 먹는 사람은 나트륨이 혈압을 높여 뇌졸중, 심근경색, 당뇨병의 위험이 높다. 양배추의 풍부한 칼슘은 인과 함께 나트륨을 체외로 배출한다.

브로콜리

Dr's advice

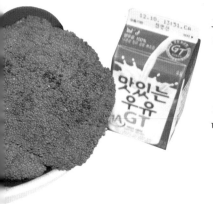

항암작용을 하는 브로콜리

브로콜리에는 비타민 A, B1, B2, E, U, 미네랄, 칼슘, 인, 셀레늄 등이 풍부하게 들어 있다. 브로콜리는 양배추보다 비타민 U가 더 많아 만성 위염, 위궤양, 위암 등의 완화와 치료에 좋은 채소로 유명하다. 특히 풍부한 셀레늄이 들어 있어 노화방지와 함께 전립선암, 대장암, 폐암, 간암, 유방암, 췌장암 등에 효과가 좋다.

토마토

Dr's advice

노화를 방지하고 피로를 없애주는 토마토

토마토는 비타민 C, A가 풍부해서 항산화 작용이 뛰어나다고 한다. 또한, 리코펜이라는 성분이 풍부하게 들어 있어서 토마토를 꾸준히 먹으면 전립선암의 발생률을 50%나 낮춰주고 이 외에도 다른 기타 암들, 그리고 심근경색, 각종 질병 예방에도 좋다. 면역력 강화에 도움을 주어 성인병이나 백내장, 당뇨병을 예방해 주며 기관지염이나 노화방지에도 좋다.

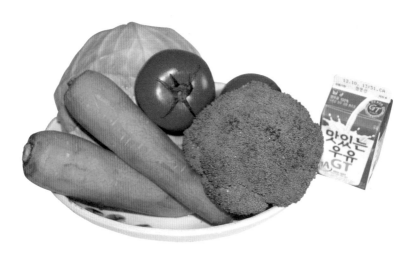

우유의 효능

　우유의 칼슘은 인체 내 지방과 결합해 콜레스테롤과 지질의 흡수를 막아 혈압 상승을 억제한다. 또, 리놀렌산(CLA)은 동맥에 지방이 축적되는 것을 막아준다. 탈지유도 혈액 내 콜레스테롤을 저하시킨다. 미국 국립 심장·폐 및 혈액 연구소가 8,000명의 남성을 대상으로 조사한 결과, 우유를 마시지 않는 사람은 하루 1ℓ의 우유를 마시는 사람에 비해 고혈압에 걸릴 확률이 11배나 높았다고 한다.

　우유는 식품이기 때문에 꾸준히 섭취하면 자연치유력이 생긴다. 우유 속 비타민 A는 면역 기능을 활성화하고, 칼륨과 마그네슘은 심혈관 건강에 기여한다. 또 우유가 고혈압, 관상동맥, 직장결장암, 비만 등의 위험을 낮춘다는 연구 결과가 있는데 비만한 사람일 경우 인슐린 저항성과 제2형 당뇨의 발생 위험을 낮추어준다.

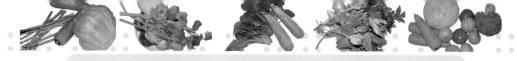

우유 해독 주스 만들기

준비할 재료

당근 100g, 브로콜리 100g, 양배추 100g, 토마토 100g,
우유 200㎖, 꿀 1작은 술, 물 400~500cc

1 손질한 재료를 깨끗
  이 씻어 물기를 뺀다.

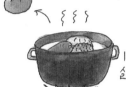

토마토를 제외

10분
삶는다.

2 ❶의 재료에서 토마토를
  제외한 재료를 냄비에 넣고
  10분 동안 삶는다.

3 ❷가 끓으면 토마토를 넣고 5분
  더 삶는다.

4 ❸을 완전히 식힌다.

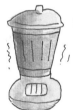

믹서에 간다

5 ❹를 믹서에 넣어 곱게 간다.

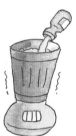

6 ❺와 우유와 꿀을 믹서에 넣고
  다시 곱게 간다.

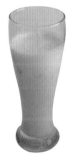

7 ❻을 컵에 따라서 마시면 된다.

이뇨작용과 위와 장의 기능을 활성화하는
탄산수 해독 주스

탄산수

Dr's advice

탄산수는 이뇨작용이 있으며 위와 장의 기능을 활성
화시켜 소화 기능과 신진대사를 촉진하여 소화에
도움을 주고 특히 소화불량과 입덧으로 인해 속
이 더부룩한 임산부, 순환이 제대로 이뤄지지
않는 노인에게 효과적이다. 또 장을 팽창시켜
서 장내 기능을 원활하게 해주기 때문에 변
비해소에 도움을 주기도 하고 물 흡수력이
뛰어나 혈액으로 빨리 풀리게도 하므로 고
혈압, 당뇨, 위장병, 피부병에 좋다.

당근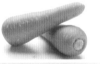

Dr's advice

카로틴이 항산화 작용을 하는 당근
당근의 대표 성분인 베타카로틴과 펠캐리놀이라는 성
분이 항암 작용을 보여준다. 또, 눈 건강에 꼭 필요한 성
분은 비타민 A인데 당근이 가진 비타민 A는 눈 세포 구성에
꼭 필요한 성분이며 당근에는 그 어떤 녹황색 채소보다 비타민 A
가 많으며 야맹증을 개선한다. 카토린 성분은 폐 속에 쌓여 있는 유해
물질과 니코틴을 몸 밖으로 배출시켜 주는 효능이 있다.

양배추

Dr's advice

몸 속에 있는 나쁜 활성산소를 없애주는 양배추

양배추는 풍부한 글루타민을 함유하고 있어서 제산작용과 근육세포의 재생에 좋다. 역류성 식도염 등 속쓰림으로 고생하는 사람은 양배추를 갈아서 주스로 마시면 놀랍도록 통증이 가라앉는다. 음식을 짜게 먹는 사람은 나트륨이 혈압을 높여 뇌졸중, 심근경색, 당뇨병의 위험이 높다. 양배추의 풍부한 칼슘은 인과 함께 나트륨을 체외로 배출한다.

브로콜리

Dr's advice

항암작용을 하는 브로콜리

브로콜리에는 비타민 A, B1, B2, E, U, 미네랄, 칼슘, 인, 셀레늄 등이 풍부하게 들어 있다. 브로콜리는 양배추보다 비타민 U가 더 많아 만성 위염, 위궤양, 위암 등의 완화와 치료에 좋은 채소로 유명하다. 특히 풍부한 셀레늄이 들어 있어 노화방지와 함께 전립선암, 대장암, 폐암, 간암, 유방암, 췌장암 등에 효과가 좋다.

토마토

Dr's advice

노화를 방지하고 피로를 없애주는 토마토

토마토는 비타민 C, A가 풍부해서 항산화 작용이 뛰어나다고 한다. 또한, 리코펜이라는 성분이 풍부하게 들어 있어서 토마토를 꾸준히 먹으면 전립선암의 발생률을 50%나 낮춰주고 이 외에도 다른 기타 암들, 그리고 심근경색, 각종 질병 예방에도 좋다. 면역력 강화에 도움을 주어 성인병이나 백내장, 당뇨병을 예방해 주며 기관지염이나 노화방지에도 좋다.

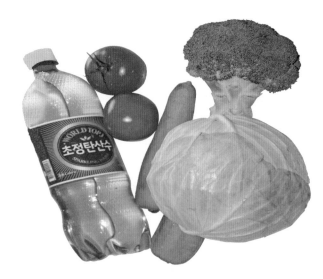

탄산수의 효능

탄산수는 염류나 미네랄이 녹아 있는 자연 그대로의 천연 탄산수가 있고, 탄산수 제조기 등을 이용하여 인위적으로 탄산가스를 주입하는 인공 탄산수로 크게 2 종류가 있다.

천연 탄산수의 경우 자연 그대로의 것이기에 미네랄이 주는 효능도 더불어 볼 수 있겠지만, 가격적인 부분 때문에 대중화되기엔 한계가 있다. 그래서 요즘은 소다스트림 등의 탄산수 제조기를 이용하거나 세계 3대 광천수로 인정받은 천연 탄산수인 초정리 광천수 등이 많이 사랑받고 있다.

탄산수의 효능으로는 이뇨작용이 있으며 위와 장의 기능을 활성화해 소화 기능과 신진대사를 촉진하여 소화에 도움을 주고 특히 소화불량과 입덧으로 인해 속이 더부룩한 임산부, 순환이 제대로 이뤄지지 않는 노인에게 효과적이다. 또 장을 팽창시켜서 장내 기능을 원활하게 해주기 때문에 변비해소에 도움을 주기도 하고 물 흡수력이 뛰어나 피로 빨리 풀리게도 하며 고혈압, 당뇨, 위장병, 피부병에 좋다.

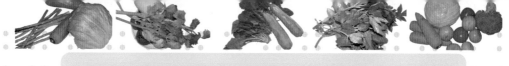

탄산수 해독 주스 만들기

준비할 재료

당근 100g, 브로콜리 100g, 양배추 100g, 토마토 100g, 탄산
수 200cc, 꿀 1큰 술, 물 400~500cc

1 손질한 재료를 깨끗이
 씻어 물기를 뺀다.

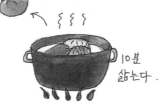

2 ❶의 재료에서 토마토를
 제외한 재료를 냄비에 넣고
 10분 동안 삶는다.

3 ❷가 끓으면 토마토를 넣고 5분
 더 삶는다.

4 ❸을 완전히 식힌다.

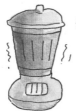

5 ❹를 믹서에 넣어 곱게 간다.

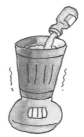

6 ❺와 탄산수와 꿀을 믹서에
 넣고 다시 곱게 간다.

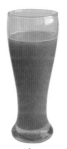

7 ❻을 컵에 따라서 마시면 된다.

고혈압 예방과 치료에 탁월한

양파 해독 주스

양파

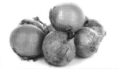

Dr's advice

양파에는 탄수화물이 많고 갈락탄(galactan), 크실란(xylan), 메틸 펜토오즈(methyl pentose) 등이 주성분이며, 헤미셀룰로오즈(hemicellulose)도 많다. 단백질, 비타민도 비교적 많지만 비타민 A는 거의 없다. 척극 성분은 황화아릴(allylsulfid) 및 아릴 프로필(allyl propyl), 이황화물(disulfide)이다. 색소 성분으로 쿼세틴(quercetin)이라는 성분이 껍질 부분에 들어 있는데 지방 성분의 산패를 막아주며 고혈압의 예방에 그 효과가 인정되고 있다.

당근

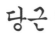
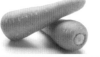

Dr's advice

카로틴이 항산화 작용을 하는 당근
당근의 대표 성분인 베타카로틴과 펠캐리놀이라는 성분이 항암 작용을 보여준다. 또, 눈 건강에 꼭 필요한 성분은 비타민 A인데 당근이 가진 비타민 A는 눈 세포 구성에 꼭 필요한 성분이며 당근에는 그 어떤 녹황색 채소보다 비타민 A가 많으며 야맹증을 개선한다. 카토린 성분은 폐 속에 쌓여 있는 유해 물질과 니코틴을 몸 밖으로 배출시켜 주는 효능이 있다.

양배추

Dr's advice

몸 속에 있는 나쁜 활성산소를 없애주는 양배추

양배추는 풍부한 글루타민을 함유하고 있어서 제산작용과 근육세포의 재생에 좋다. 역류성 식도염 등 속쓰림으로 고생하는 사람은 양배추를 갈아서 주스로 마시면 놀랍도록 통증이 가라앉는다. 음식을 짜게 먹는 사람은 나트륨이 혈압을 높여 뇌졸중, 심근경색, 당뇨병의 위험이 높다. 양배추의 풍부한 칼슘은 인과 함께 나트륨을 체외로 배출한다.

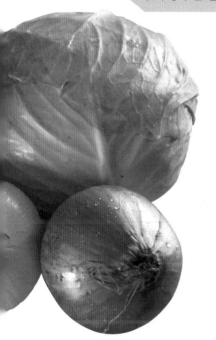

브로콜리

Dr's advice

항암작용을 하는 브로콜리

브로콜리에는 비타민 A, B1, B2, E, U, 미네랄, 칼슘, 인, 셀레늄 등이 풍부하게 들어 있다. 브로콜리는 양배추보다 비타민 U가 더 많아 만성 위염, 위궤양, 위암 등의 완화와 치료에 좋은 채소로 유명하다. 특히 풍부한 셀레늄이 들어 있어 노화방지와 함께 전립선암, 대장암, 폐암, 간암, 유방암, 췌장암 등에 효과가 좋다.

토마토

Dr's advice

노화를 방지하고 피로를 없애주는 토마토

토마토는 비타민 C, A가 풍부해서 항산화 작용이 뛰어나다고 한다. 또한, 리코펜이라는 성분이 풍부하게 들어 있어서 토마토를 꾸준히 먹으면 전립선암의 발생률을 50%나 낮춰주고 이 외에도 다른 기타 암들, 그리고 심근경색, 각종 질병 예방에도 좋다. 면역력 강화에 도움을 주어 성인병이나 백내장, 당뇨병을 예방해 주며 기관지염이나 노화방지에도 좋다.

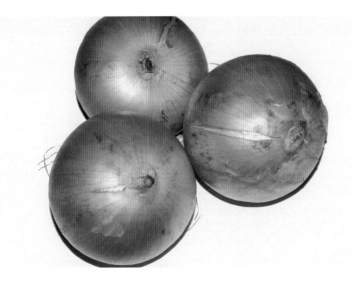

양파의 효능

양파는 혈액 속의 불필요한 지방과 콜레스테롤을 녹여 동맥경화와 고지혈증 및 고혈압 예방과 치료에 탁월하다. 혈당을 저하시키는 작용과 인슐린의 분비를 촉진시켜 당뇨병 예방 및 치료에 좋다.

변비통이나 피로 회복에도 좋으며, 지방의 함량이 적고, 채소치고는 단백질이 많은 편이라 다이어트에도 꽤 좋다.

칼슘과 철분의 함량이 많아 강장 효과를 돋우는 역할을 하며, 혈액을 정화하기 때문에 피부 미용에 좋고 잔주름을 예방한다. 이런 양파는 평소 우리가 먹는 양파의 흰 부분보다는 겉껍질에 좋은 성분이 많이 들어 있는데 그런 성분을 제대로 섭취하기 위해서는 양파를 먹기보다는 겉껍질까지 넣어서 만든 양파즙으로 마시는 것이 효과가 좋다.

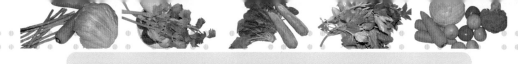

양파 해독 주스 만들기

준비할 재료

당근 100g, 브로콜리 100g, 양배추 100g, 토마토 100g,
양파 200g, 꿀 1큰 술, 물 400~500cc

1 손질한 재료를 깨끗이 씻어 물기를 뺀다.

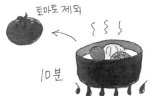

2 ❶의 재료에서 토마토를
제외한 재료를 냄비에 넣고
10분 동안 삶는다.

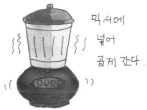

5 ❹를 믹서에 넣어 곱게 간다.

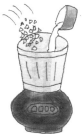

7 ❺와 ❻과 꿀을 믹서에 넣고
다시 곱게 간다.

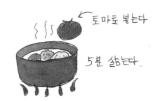

3 ❷가 끓으면 토마토를 넣고 5분
더 삶는다.

4 ❸을 완전히 식힌다.

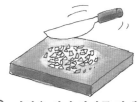

6 껍질을 벗긴 양파를 잘게 썬다.

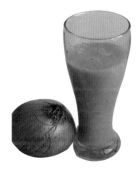

8 ❼을 컵에 따라서 마시면 된다.

고혈압, 심장병 등을 예방하는

아보카도 해독 주스

아보카도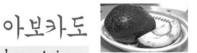

Dr's advice

우리 몸에 나쁜 지방을 섭취하게 되면 특히 포화지방은 대부분 상온에서 굳는 성질을 가지고 있다. 이런 포화지방들은 우리 몸의 혈관 등에 달라붙어 혈액 순환을 방해하기도 하는데 포화지방이 나쁜 지방으로 변하게 된 것이 바로 우리의 몸을 위협하는 콜레스테롤이라고 할 수 있다. 아보카도에는 이러한 불포화 지방산이 많이 함유되어 있어서 이런 효능 때문에 아보카도는 우리 몸에 매우 좋은 과일이라고 할 수 있다.

당근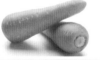

Dr's advice

카로틴이 항산화 작용을 하는 당근
당근의 대표 성분인 베타카로틴과 펠캐리놀이라는 성분이 항암 작용을 보여준다. 또, 눈 건강에 꼭 필요한 성분은 비타민 A인데 당근이 가진 비타민 A는 눈 세포 구성에 꼭 필요한 성분이며 당근에는 그 어떤 녹황색 채소보다 비타민 A가 많으며 야맹증을 개선한다. 카토린 성분은 폐 속에 쌓여 있는 유해 물질과 니코틴을 몸 밖으로 배출시켜 주는 효능이 있다.

양배추

Dr's advice

몸 속에 있는 나쁜 활성산소를 없애주는 양배추

양배추는 풍부한 글루타민을 함유하고 있어서 제산작용과 근육세포의 재생에 좋다. 역류성 식도염 등 속쓰림으로 고생하는 사람은 양배추를 갈아서 주스로 마시면 놀랍도록 통증이 가라앉는다. 음식을 짜게 먹는 사람은 나트륨이 혈압을 높여 뇌졸중, 심근경색, 당뇨병의 위험이 높다. 양배추의 풍부한 칼슘은 인과 함께 나트륨을 체외로 배출한다.

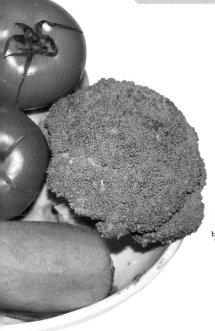

브로콜리

Dr's advice

항암작용을 하는 브로콜리

브로콜리에는 비타민 A, B1, B2, E, U, 미네랄, 칼슘, 인, 셀레늄 등이 풍부하게 들어 있다. 브로콜리는 양배추보다 비타민 U가 더 많아 만성 위염, 위궤양, 위암 등의 완화와 치료에 좋은 채소로 유명하다. 특히 풍부한 셀레늄이 들어 있어 노화방지와 함께 전립선암, 대장암, 폐암, 간암, 유방암, 췌장암 등에 효과가 좋다.

토마토

Dr's advice

노화를 방지하고 피로를 없애주는 토마토

토마토는 비타민 C, A가 풍부해서 항산화 작용이 뛰어나다고 한다. 또한, 리코펜이라는 성분이 풍부하게 들어 있어서 토마토를 꾸준히 먹으면 전립선암의 발생률을 50%나 낮춰주고 이 외에도 다른 기타 암들, 그리고 심근경색, 각종 질병 예방에도 좋다. 면역력 강화에 도움을 주어 성인병이나 백내장, 당뇨병을 예방해 주며 기관지염이나 노화방지에도 좋다.

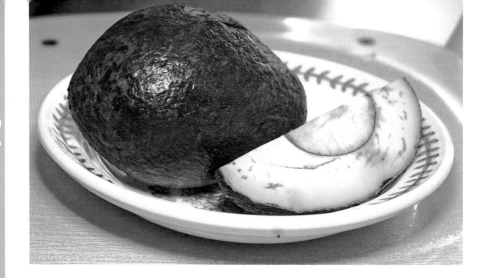

아보카도의 효능

아보카도를 '숲속의 버터'라고 부르는 것은 비타민 A, B, C가 풍부하게 들어 있는 것은 물론 과일로는 특이하게 불포화 지방산을 가지고 있다. 지방은 5대 영양소의 하나인 만큼 몸에 반드시 필요한 것인데, 우리들이 대부분 섭취하는 포화지방은 상온에서 굳는 성질을 가지고 있는데, 이런 포화지방들은 우리 몸의 혈관 등에 달라붙어 혈액순환을 방해하기도 하는 포화지방이 나쁜 지방으로 변하게 된 것이 바로 우리의 몸을 위협하는 콜레스테롤이라고 할 수 있다.

아보카도에는 이러한 불포화 지방산이 많이 함유되어 있기 때문에 아보카도는 몸에 매우 좋은 과일이라고 할 수 있다. 또한 아보카도는 노화를 예방하며 피부미용에 좋아 여성분들에게 인기가 있고 이 외에도 철분이 풍부해 빈혈이 있는 사람들이 아보카도를 먹으면 좋다. 그리고 아보카도 속의 칼륨은 몸 속에 있는 과다한 나트륨을 몸 밖으로 배출하는 역할을 하여 비만이나 고혈압, 심장병 등을 예방하고 혈액순환에도 도움을 준다.

아보카도 해독 주스 만들기

준비할 재료

당근 100g, 브로콜리 100g, 양배추 100g, 토마토 100g,
아보카도 200g, 꿀 1큰 술, 물 400~500cc

1 손질한 재료를 깨끗이 씻어 물기를 뺀다.

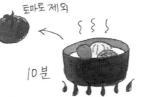

2 ❶의 재료에서 토마토를
제외한 재료를 냄비에 넣고
10분 동안 삶는다.

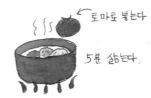

3 ❷가 끓으면 토마토를 넣고 5분
더 삶는다.

4 ❸을 완전히 식힌다.

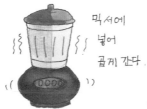

5 ❹를 믹서에 넣어 곱게 간다.

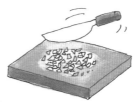

6 아보카도의 껍질을 벗기고
씨를 제거한 후 잘게 썬다.

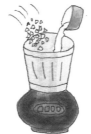

7 ❺와 ❻과 꿀을 믹서에 넣고
다시 곱게 간다.

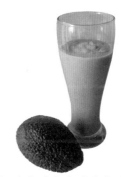

8 ❼을 컵에 따라서 마시면 된다.

콜레스테롤을 확실히 줄여주는
푸른 해독 주스

푸른

Dr's advice

보라색 채소에는 안토시아닌계 색소가 들어 있다. 이 색소는 항산화 작용이 뛰어나 혈전 형성을 억제하고 심장 질환과 뇌졸중 위험 감소, 혈액순환 개선 효과 등이 있는 것으로 알려졌다. 보라색 식품에 들어 있는 안토시아닌계 색소에는 또한 바이러스와 세균을 죽이는 화합물이 다량 들어 있으며, 암을 억제해 주는 폴리페놀 성분도 많다.

당근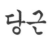

Dr's advice

카로틴이 항산화 작용을 하는 당근
당근의 대표 성분인 베타카로틴과 펠캐리놀이라는 성분이 항암 작용을 보여준다. 또, 눈 건강에 꼭 필요한 성분은 비타민 A인데 당근이 가진 비타민 A는 눈 세포 구성에 꼭 필요한 성분이며 당근에는 그 어떤 녹황색 채소보다 비타민 A가 많으며 야맹증을 개선한다. 카토린 성분은 폐 속에 쌓여 있는 유해 물질과 니코틴을 몸 밖으로 배출시켜 주는 효능이 있다.

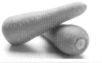

양배추

Dr's advice

몸 속에 있는 나쁜 활성산소를 없애주는 양배추

양배추는 풍부한 글루타민을 함유하고 있어서 제산작용과 근육세포의 재생에 좋다. 역류성 식도염 등 속쓰림으로 고생하는 사람은 양배추를 갈아서 주스로 마시면 놀랍도록 통증이 가라앉는다. 음식을 짜게 먹는 사람은 나트륨이 혈압을 높여 뇌졸중, 심근경색, 당뇨병의 위험이 높다. 양배추의 풍부한 칼슘은 인과 함께 나트륨을 체외로 배출한다.

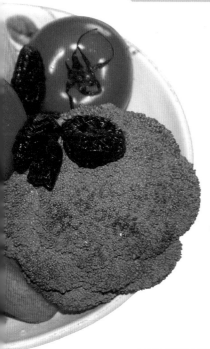

브로콜리

Dr's advice

항암작용을 하는 브로콜리

브로콜리에는 비타민 A, B1, B2, E, U, 미네랄, 칼슘, 인, 셀레늄 등이 풍부하게 들어 있다. 브로콜리는 양배추보다 비타민 U가 더 많아 만성 위염, 위궤양, 위암 등의 완화와 치료에 좋은 채소로 유명하다. 특히 풍부한 셀레늄이 들어 있어 노화방지와 함께 전립선암, 대장암, 폐암, 간암, 유방암, 췌장암 등에 효과가 좋다.

토마토

Dr's advice

노화를 방지하고 피로를 없애주는 토마토

토마토는 비타민 C, A가 풍부해서 항산화 작용이 뛰어나다고 한다. 또한, 리코펜이라는 성분이 풍부하게 들어 있어서 토마토를 꾸준히 먹으면 전립선암의 발생률을 50%나 낮춰주고 이 외에도 다른 기타 암들, 그리고 심근경색, 각종 질병 예방에도 좋다. 면역력 강화에 도움을 주어 성인병이나 백내장, 당뇨병을 예방해 주며 기관지염이나 노화방지에도 좋다.

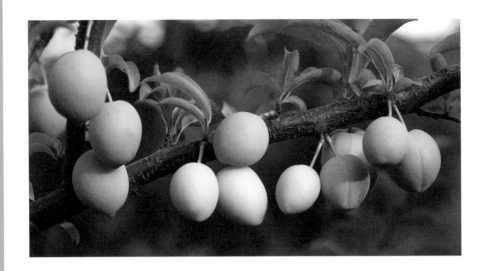

푸룬의 효능

건조된 자두를 말한다. 푸룬은 로마시대까지 거슬러 올라
가며, 별문제 없이 저장이 가능하기 때문에 오랫동안 북부
유럽의 겨울 과일로 인기가 있어 왔다. 어떤 자두로도 푸룬
을 만들 수 있긴 하지만 가장 맛있고 달고 단단한 것들이 용
도에 가장 적합하다. 가장 좋은 푸룬은 가을에 생산되기는
하지만 연중 구입이 가능하다. 구입할 때는 약간 부드럽고
다소 유연한 것을 고른다. 푸른기가 도는 검은 껍질에 흠이
없어야 한다. 공기와 닿지 않도록 해서 시원하고 건조한 곳
에 두면(혹은 냉장) 6개월까지 저장할 수 있다.

푸룬은 그냥 집어 먹을 수 있고 다양한 달콤한 음식과 짭
짤한 음식에 이용된다. 또 푸룬을 갈아 잼(Jam)과 같은 농
도를 가진 상태로 병에 담아 파는 건조된 자두 퓨레(Prune
Puree)는 지방 대체품으로 널리 권유되고 있다. 주로 빵 제
품에서 버터나 다른 지방을 퓨레로 대체하면 콜레스테롤을
완전히 줄일 수 있고, 칼로리도 30%까지 줄일 수 있다.

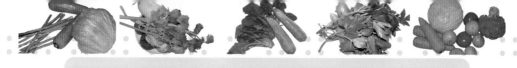

푸른 해독 주스 만들기

당근 100g, 브로콜리 100g, 양배추 100g, 토마토 100g,
푸른 200g, 물 400~500cc

1 손질한 재료를 깨끗이 씻어 물기를 뺀다.

토마토 제외

10분

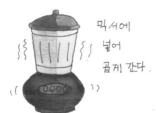

2 ❶의 재료에서 토마토를
제외한 재료를 냄비에 넣고
10분 동안 삶는다.

토마토 넣는다

5분 삶는다.

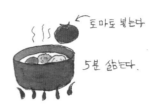

3 ❷가 끓으면 토마토를 넣고 5분
더 삶는다.

4 ❸을 완전히 식힌다.

믹서에

넣어

곱게 간다.

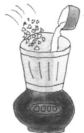

5 ❹를 믹서에 넣어 곱게 간다.

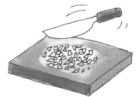

6 깨끗이 씻은 푸룬의 씨를
제거한 다음 잘게 썬다.

7 ❺와 ❻을 믹서에 넣고
다시 곱게 간다.

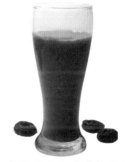

8 ❼을 컵에 따라서 마시면 된다.

몸 속에 쌓인 불순물을 없애주는

오이 해독 주스

오이

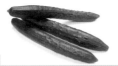

Dr's advice

오이는 비타민 C를 산화시켜 파괴하는 효소가 들어 있기 때문에 다른 과일이나 야채와 섞어 생즙으로 마실 경우 비타민 C가 파괴된다. 오이는 이뇨작용이 강하며 뛰어난 알칼리성 미네랄 식품이다. 또한 피를 맑게 만들어주고, 몸 속에 쌓인 불순물과 쓸데없는 염분까지 없애준다.

당근

Dr's advice

카로틴이 항산화 작용을 하는 당근
당근의 대표 성분인 베타카로틴과 펠캐리놀이라는 성분이 항암 작용을 보여준다. 또, 눈 건강에 꼭 필요한 성분은 비타민 A인데 당근이 가진 비타민 A는 눈 세포 구성에 꼭 필요한 성분이며 당근에는 그 어떤 녹황색 채소보다 비타민 A가 많으며 야맹증을 개선한다. 카토린 성분은 폐 속에 쌓여 있는 유해 물질과 니코틴을 몸 밖으로 배출시켜 주는 효능이 있다.

양배추

Dr's advice

몸 속에 있는 나쁜 활성산소를 없애주는 양배추

양배추는 풍부한 글루타민을 함유하고 있어서 제산작용과 근육세포의 재생에 좋다. 역류성 식도염 등 속쓰림으로 고생하는 사람은 양배추를 갈아서 주스로 마시면 놀랍도록 통증이 가라앉는다. 음식을 짜게 먹는 사람은 나트륨이 혈압을 높여 뇌졸중, 심근경색, 당뇨병의 위험이 높다. 양배추의 풍부한 칼슘은 인과 함께 나트륨을 체외로 배출한다.

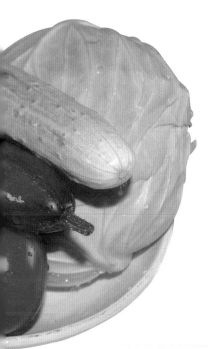

브로콜리

Dr's advice

항암작용을 하는 브로콜리

브로콜리에는 비타민 A, B1, B2, E, U, 미네랄, 칼슘, 인, 셀레늄 등이 풍부하게 들어 있다. 브로콜리는 양배추보다 비타민 U가 더 많아 만성 위염, 위궤양, 위암 등의 완화와 치료에 좋은 채소로 유명하다. 특히 풍부한 셀레늄이 들어 있어 노화방지와 함께 전립선암, 대장암, 폐암, 간암, 유방암, 췌장암 등에 효과가 좋다.

토마토

Dr's advice

노화를 방지하고 피로를 없애주는 토마토

토마토는 비타민 C, A가 풍부해서 항산화 작용이 뛰어나다고 한다. 또한, 리코펜이라는 성분이 풍부하게 들어 있어서 토마토를 꾸준히 먹으면 전립선암의 발생률을 50%나 낮춰주고 이 외에도 다른 기타 암들, 그리고 심근경색, 각종 질병 예방에도 좋다. 면역력 강화에 도움을 주어 성인병이나 백내장, 당뇨병을 예방해 주며 기관지염이나 노화방지에도 좋다.

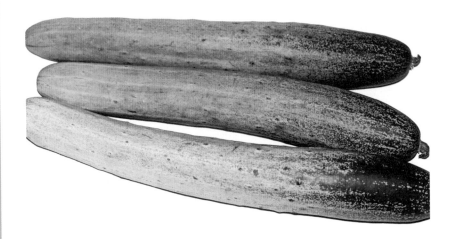

오이의 효능

오이는 비타민 C를 산화시켜 파괴하는 효소가 들어 있기 때문에 다른 과일이나 야채와 섞어 생즙으로 마실 경우 비타민 C가 파괴된다.

오이는 겉이 속보다 색깔이 짙고 수분이 많으며 성질이 차가운 음성 식품이다. 따라서 열이 많은 소양인의 흉중열(가슴 부위가 답답한 증상)을 없애주며, 열로 인한 인후종통(목 부위가 아프며 가래가 나오는 경우)에도 좋고 소아의 열성 설사에 쓰이기도 한다.

여드름, 주근깨, 땀띠 등의 피부 질환에 사용한다. 수분 공급이 원활하지 않으면 쓴맛이 강해지고, 수분이 많아지면 본래의 맛을 낸다. 오이는 이뇨작용이 강해 뛰어난 알칼리성 미네랄 식품이며, 피를 맑게 만들어주고, 몸 속에 쌓인 불순물과 쓸데없는 염분까지 없애준다.

오이 해독 주스 만들기

준비할 재료

당근 100g, 브로콜리 100g, 양배추 100g, 토마토 100g,
오이 200g, 꿀 1큰 술, 물 400~500cc

1 손질한 재료를 깨끗이 씻어 물기를 뺀다.

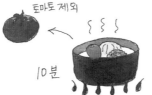

토마토 제외

10분

2 ❶의 재료에서 토마토를
제외한 재료를 냄비에 넣고
10분 동안 삶는다.

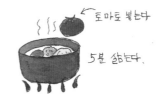

토마토 넣는다

5분 삶는다.

3 ❷가 끓으면 토마토를 넣고 5분
더 삶는다.

4 ❸을 완전히 식힌다.

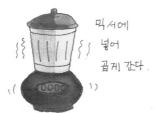

믹서에
넣어
곱게 간다.

5 ❹를 믹서에 넣어 곱게 간다.

6 깨끗이 씻은 오이를 껍질째
잘게 썬다.

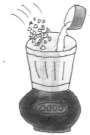

7 ❺와 ❻과 꿀을 믹서에 넣고
다시 곱게 간다.

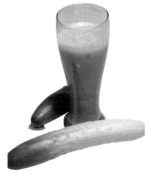

8 ❼을 컵에 따라서 마시면 된다.

암, 관상동맥증 예방, 면역력 증가에 좋은

파프리카 해독 주스

파프리카

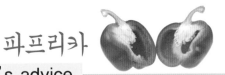

Dr's advice

비타민 A, C가 풍부한데 비타민 C는 레몬에 필적할 만하다. 그 외에도 비타민 B1, B2, D, P와 식물성 섬유, 철분, 칼슘도 풍부하다. 특히 비타민 A와 C가 세포의 작용을 활성화하여 신진대사를 활발하게 하고 몸 속을 깨끗하게 해준다. 여름을 타는 증세를 막아 주어 더위를 이기기에 더없이 좋은 식품이다.
파프리카는 생으로 먹어도 좋지만 지용성 비타민 A의 영양 흡수를 위해 기름에 볶아 먹는 것이 좋다.

당근

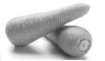

Dr's advice

카로틴이 항산화 작용을 하는 당근
당근의 대표 성분인 베타카로틴과 펠캐리놀이라는 성분이 항암 작용을 보여준다. 또, 눈 건강에 꼭 필요한 성분은 비타민 A인데 당근이 가진 비타민 A는 눈 세포 구성에 꼭 필요한 성분이며 당근에는 그 어떤 녹황색 채소보다 비타민 A가 많으며 야맹증을 개선한다. 카토린 성분은 폐 속에 쌓여 있는 유해 물질과 니코틴을 몸 밖으로 배출시켜 주는 효능이 있다.

양배추

Dr's advice

몸 속에 있는 나쁜 활성산소를 없애주는 양배추

양배추는 풍부한 글루타민을 함유하고 있어서 제산작용과 근육세포의 재생에 좋다. 역류성 식도염 등 속쓰림으로 고생하는 사람은 양배추를 갈아서 주스로 마시면 놀랍도록 통증이 가라앉는다. 음식을 짜게 먹는 사람은 나트륨이 혈압을 높여 뇌졸중, 심근경색, 당뇨병의 위험이 높다. 양배추의 풍부한 칼슘은 인과 함께 나트륨을 체외로 배출한다.

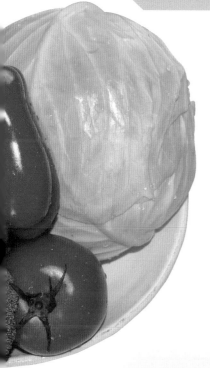

브로콜리

Dr's advice

항암작용을 하는 브로콜리

브로콜리에는 비타민 A, B1, B2, E, U, 미네랄, 칼슘, 인, 셀레늄 등이 풍부하게 들어 있다. 브로콜리는 양배추보다 비타민 U가 더 많아 만성 위염, 위궤양, 위암 등의 완화와 치료에 좋은 채소로 유명하다. 특히 풍부한 셀레늄이 들어 있어 노화방지와 함께 전립선암, 대장암, 폐암, 간암, 유방암, 췌장암 등에 효과가 좋다.

토마토

Dr's advice

노화를 방지하고 피로를 없애주는 토마토

토마토는 비타민 C, A가 풍부해서 항산화 작용이 뛰어나다고 한다. 또한, 리코펜이라는 성분이 풍부하게 들어 있어서 토마토를 꾸준히 먹으면 전립선암의 발생률을 50%나 낮춰주고 이 외에도 다른 기타 암들, 그리고 심근경색, 각종 질병 예방에도 좋다. 면역력 강화에 도움을 주어 성인병이나 백내장, 당뇨병을 예방해 주며 기관지염이나 노화방지에도 좋다.

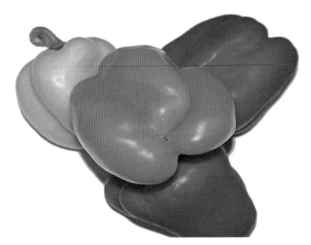

파프리카의 효능

파프리카는 비타민 A, C, 철분 등 영양 성분이 다른 채소에 비해 월등히 많이 함유되어 있다. 특히 비타민 C는 토마토의 5배, 레몬의 2배나 들어 있어 100g 정도 되는 자그마한 파프리카 1개의 비타민 C 함량은 성인 1일 필요량의 6.8배나 된다.

파프리카는 생으로 먹어도 좋지만 지용성 비타민 A의 영양 흡수를 위해 기름에 볶아 먹는 것이 좋다. 아이들의 성장 촉진에 좋으며 성인병의 원인인 콜레스테롤 수치를 낮춰주며 암과 비염 예방에 효능이 있고 비타민이 풍부하여 스트레스 해소에 도움이 되며 무엇보다 피부 탄력 유지를 도와준다.

빨간색 파프리카는 암 · 관상동맥증 예방 · 성장 촉진 · 면역력 증가에 좋고, 주황색 파프리카는 감기 예방과 피부미용에 효과가 있다.

노란색 파프리카는 스트레스 해소와 생체 리듬 유지 강화에 좋고, 초록색 파프리카에 있는 저열량의 풍부한 유기질(영양분)은 비만 치료에 좋으며 다이어트 미용 식품이기도 하고 철분이 풍부하여 빈혈 예방에 효과적이다.

파프리카 해독 주스 만들기

준비할 재료

당근 100g, 브로콜리 100g, 양배추 100g, 토마토 100g,
파프리카 200g, 꿀 1큰 술, 물 400~500cc

1 손질한 재료를 깨끗이 씻어 물기를 뺀다.

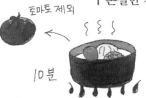

토마토 제외

10분

2 ❶의 재료에서 토마토를
제외한 재료를 냄비에 넣고
10분 동안 삶는다.

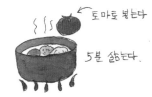

토마토 넣는다

5분 삶는다.

3 ❷가 끓으면 토마토를 넣고 5분
더 삶는다.

4 ❸을 완전히 식힌다.

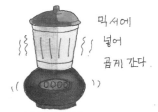

믹서에
넣어
곱게 간다.

5 ❹를 믹서에 넣어 곱게 간다.

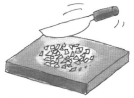

6 깨끗이 씻은 파프리카를
잘게 썬다.

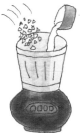

7 ❺와 ❻과 꿀을 믹서에 넣고
다시 곱게 간다.

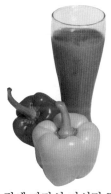

8 ❼을 컵에 따라서 마시면 된다.

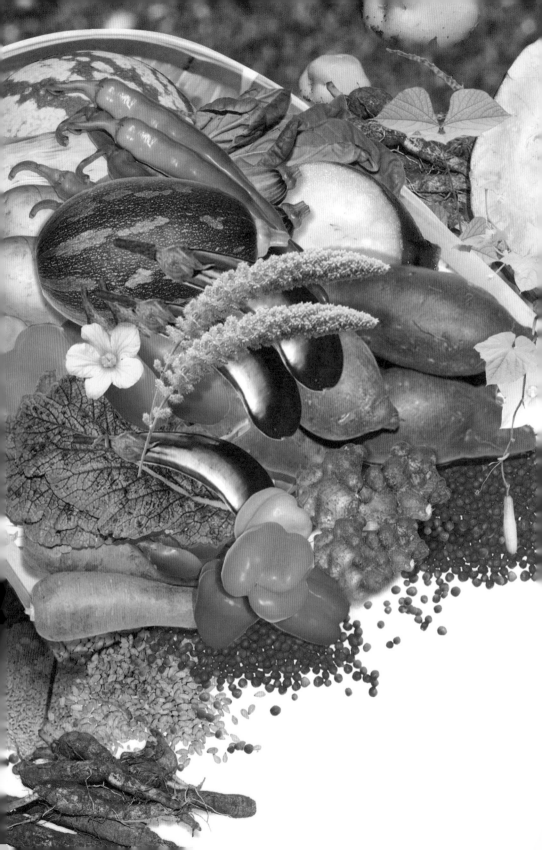

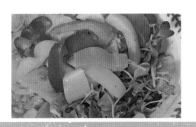

Part 3

증상에 따라 마시는
증상별 맞춤 주스

간경화증의 이뇨작용에 좋은

맞춤 주스

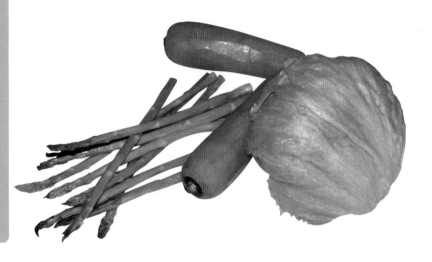

아스파라거스의 효능

아스파라거스에는 단백질과 각종 비타민이 풍부하며 콩나물 뿌리에 들어 있다는 아스파라긴산(Asparagine), 즉 아미노산이 주성분이며 약리 성분에는 루틴(Rutin) 성분이 많아 혈압강하제로 효과가 있으며, 《본초강목》과 《동의보감》에 아스파라거스(Asparagus)는 천문동으로 소개되었는데, 이뇨작용과 통풍에 특효가 있고 진정작용의 약제로 쓰인다고 기술되어 있다.

아스파라거스는 항산화 작용에도 도움이 되고, 특히 활성산소 제거에 탁월한 효과를 보인다고 한다.

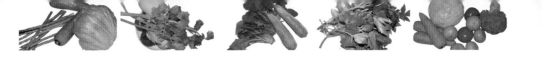

항상화 작용 및 활성산소 제거는 곧 피부의 혈액순환 개선으로 이어지기 때문에 노화예방에도 좋고 혈압을 낮추어주는 장점이 있는데, 루틴 성분이 함유되어 혈관을 강화하고 칼륨이 나트륨 배출을 촉진시킨다고 한다.

맞춤 주스 만들기

준비할 재료

당근 50g + 양상치 25g + 아스파라가스 25g

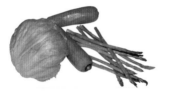

1 손질한 재료를 깨끗이 씻어 물기를 뺀다.

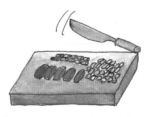

2 ❷의 재료를 잘게 썰어 준비한다.

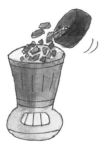

3 ❷를 믹서에 넣어 곱게 간다.

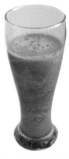

4 ❸을 컵에 따라서 마시면 된다.

감기 예방에 좋은
곶감즙

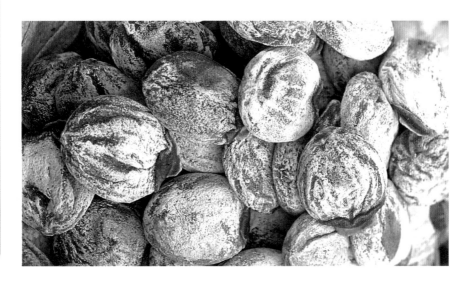

알고 마시는 증상별 맞춤 주스 만들기

준비하세요

곶감 1개, 물 300cc

이렇게 만드세요

1. 곶감의 씨를 제거한다.
2. 유리냄비에 물을 붓고 ❶을 넣는다.
3. ❷의 뚜껑을 덮고 중간 불로 달인다.
4. 한소끔 끓인 후 나무주걱으로 곶감을 완전 으깬다.
5. 물이 반으로 줄 때까지 달인다.
6. 모시 천으로 건더기를 걸러 즙만 먹는다.
7. ❻에 술을 타서 먹어도 좋다.

해열에 좋은
칡가루 귤즙

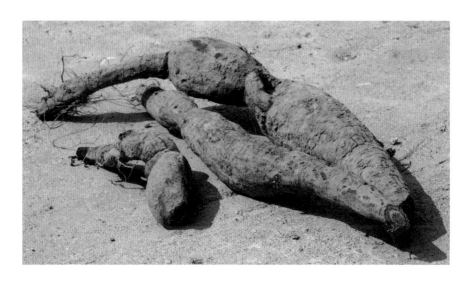

알고 마시는 증상별 맞춤 주스 만들기

준비하세요

귤 1개, 칡가루 1큰 술, 물 300cc, 설탕 1작은 술, 생강즙 1작은 술

이렇게 만드세요

1. 귤을 반으로 잘라 즙을 짜는 기구에 넣어 즙을 낸다.
2. 냄비에 물을 붓고 칡가루를 넣고 중간불로 달인다.
3. ❷가 걸쭉해지면 불을 끄고 꿀을 골고루 넣고 젓는다.
4. ❸이 식은 다음 ❶과 생강즙을 넣어 마시면 된다.
   (식히지 않으면 귤의 비타민 C가 파괴된다)

감기에 좋은

맞춤 주스

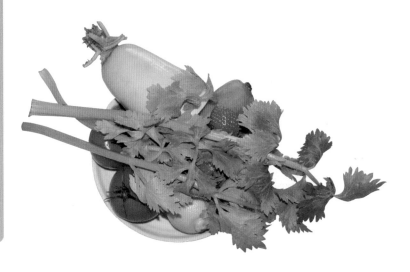

무의 효능

무는 즙을 내어 먹으면 지해(址咳) 지혈(地血)과 소독, 해열이 된다. 삶아서 먹으면 담증을 없애 주고 식적(食積)을 제거하여 준다. 무는 디아스타제 같은 전분 소화 효소는 물론 단백질 분해효소도 가지고 있어서 소화 작용을 돕는다. 고기나 생선회를 먹을 때 무와 같이 먹거나 무즙을 내서 여기에 찍어 먹으면 좋다. 또한 무즙은 담을 삭여주는 거담작용을 해주기 때문에 감기에 걸렸을 때 엿을 넣고 즙을 내서 먹으면 좋고 니코틴을 중화하는 해독작용이 있으므로 담배를 피우는 사람은 무를 자주 먹도록 하는 것이 좋다. 노폐물 제

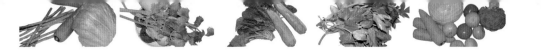

거작용, 소염작용, 이뇨작용이 있어서 혈압을 내려 주며, 담
석을 용해하는 효능이 있어 담석증을 예방해 주기도 한다.

맞춤 주스 만들기

준비할 재료

레몬 1개 + 셀러리 50g + 무 1/5개 + 당근 1/2개 +
딸기 3개 + 토마토 1/2개

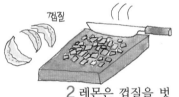

껍질

2 레몬은 껍질을 벗
  겨 잘게 쪼갠다.

1 손질한 재료를 깨끗이 씻어
  물기를 뺀다.

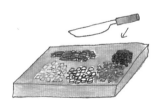

3 ❷를 제외한 재료들을 잘게
  썰어 준비한다.

믹서에 간다 .

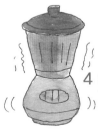

4 ❷, ❸을 믹서에
  넣고 곱게 간다.

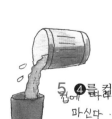

5 ❹를 컵에 따라 마시면 된다.
  컵에 따라
  마신다 .

147

열 내림에 좋은
구아바즙

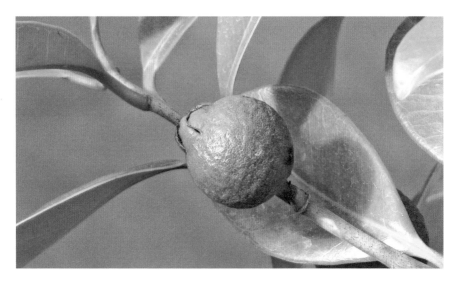

알고 마시는 증상별 맞춤 주스 만들기

준비하세요

구아바 3개, 꿀 1큰 술, 물 150cc

이렇게 만드세요

1. 구아바의 껍질을 벗기고 씨를 제거한다.
2. 믹서에 ❶과 꿀을 넣어 간다.
3. 물을 끓인다.
4. 찻잔에 ❷를 붓는다.
5. ❹에 ❸을 붓고 골고루 섞는다.
6. ❺를 천천히 식히면서 마시면 된다.

가래와 기침에 좋은
사과 무즙

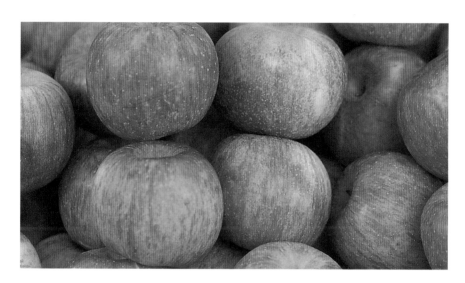

알고 마시는 증상별 맞춤 주스 만들기

준비하세요

무 200g, 사과 1/3개, 귤 1/3개, 꿀 1작은 술

이렇게 만드세요

1. 무를 깨끗이 씻어 잘게 썰어 놓는다.
2. 사과는 씻어 껍질째 썰어 놓는다.
3. 귤은 겉껍질을 벗겨 낱개로 쪼갠다.
4. ❶, ❷, ❸을 믹서에 넣어 간다.
5. ❹를 컵에 따라 마시면 된다.

고혈압에 좋은
맞춤 주스

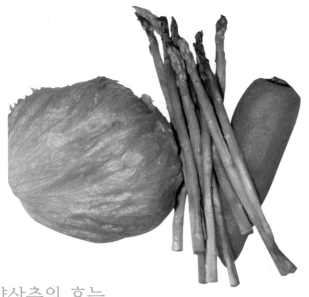

양상추의 효능

양상추는 철과 마그네슘을 다량으로 함유하고 있다. 철은 체내에서 가장 활성이 강한 원소이며 간장과 비장에 저장되어 있다. 피가 부족하면 적혈구를 신속하게 만들어 주기도 하고, 출혈 후 갑자기 철이 감소되었을 때 신체의 어디라도 철의 광물성 화합물을 보급할 수 있도록 특별한 목적을 갖고 간장에 저장되어 있는 것이다. 또한 섭취한 식품이, 살아 있는 유기 형태로 철을 충분히 함유하고 있지 않을 경우에도, 이를 보완하도록 되어 있다. 비장에 있는 철은, 혈액이 적절한 기능을 하는 데 필요한 축전지 역할을 하고 있다.

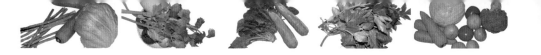

양상추에 함유되어 있는 마그네슘은 근육 조직, 뇌, 신경계 조직을 활발하게 한다. 살아 있는 마그네슘 유기염은 특히 신경계와 폐 조직의 세포를 만드는 데 큰 도움을 준다. 이 유기염은 또한 혈액의 유동성을 좋게 하며 신체의 대사 작용에도 좋은 효과가 있다.

맞춤 주스 만들기

준비할 재료

당근 50g + 양상치 25g + 아스파라가스 25g

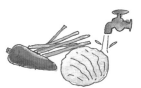

1 손질한 재료를 깨끗이 씻어 물기를 뺀다.

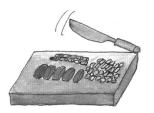

2 ❶의 깨끗이 씻은 재료를 잘게 썰어 준비한다.

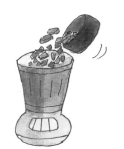

3 ❷를 믹서에 넣어 곱게 간다.

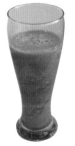

4 ❸을 컵에 따라서 마시면 된다.

부인병, 설사, 기침 예방에 좋은
당근 부추 생즙

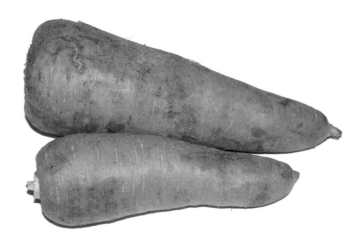

알고 마시는 증상별 맞춤 주스 만들기

준비하세요

부추 200g, 당근 1/2개

이렇게 만드세요

1. 손질한 부추를 깨끗이 씻는다.
2. ❶을 적당한 크기로 썰어 믹서로 간다.
3. 당근을 잘게 썰어 믹서로 간다.
4. ❷, ❸을 컵에 함께 붓고 골고루 섞어 마시면 된다.

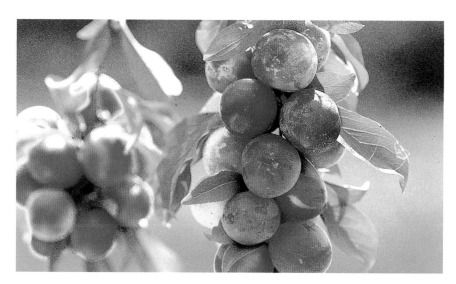

위장을 보호하는
자두 양배추 생즙

알고 마시는 증상별 맞춤 주스 만들기

준비하세요

자두 6개, 양배추 잎 1장, 당근 1/3개, 사과 1개, 물 200cc, 레몬즙 1큰 술

이렇게 만드세요

1. 깨끗이 씻은 자두의 씨를 제거한다.
2. 손질한 양배추를 깨끗이 씻어 잘게 썬다.
3. 당근은 껍질을 벗긴 다음 삶는다.
4. 사과는 껍질째로 잘라 씨를 제거하고 잘게 썬다.
5. ❶, ❷, ❸, ❹와 물 200cc를 믹서에 넣고 간다.
6. ❺를 컵에 붓고 레몬즙을 넣어 마시면 된다.

골수염 및 골막염에 좋은
맞춤 주스

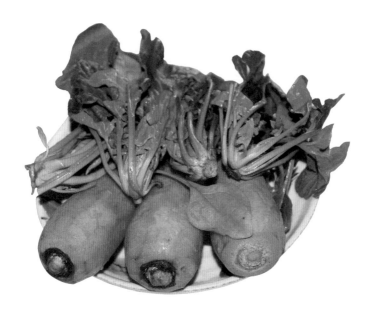

시금치의 효능

시금치의 여러 가지 실험 결과 암 예방에 효과가 있음이 밝혀졌는데 이는 시금치에 들어 있는 베타-카로틴에 의한 것이다. 특히 시금치는 흡연자에게서 많이 발생되는 폐암의 발생률을 낮춰주는 효능이 증명되었다.

1969년에 일본의 과학자들은 동물 실험에서 시금치가 혈중 콜레스테롤 수치를 낮추어주는 것을 발견하였다. 즉, 시금치는 콜레스테롤이 코프로스타놀(coprostanol)로 바뀌는 것을 촉진시켜 이를 쉽게 체외로 배출시키므로 저절로 콜레

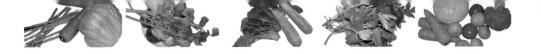

스테롤이 감소된다고 하였다.

시금치는 인체에 유독한 요산을 분리·배설시키므로 류머티즘이나 통풍 치료에 효과적이다.

헤모글로빈의 성분이 되는 철이 많고 철의 흡수를 돕는 비타민 C도 풍부하므로 빈혈 예방에 안성맞춤이다.

맞춤 주스 만들기

준비할 재료

당근 60g + 시금치 40g

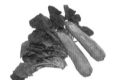

1 손질한 재료를 깨끗이 씻어 물기를 뺀다.

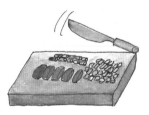

2 ❶의 깨끗이 씻은 재료를 잘게 썰어 준비한다.

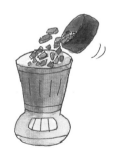

3 ❷를 믹서에 넣어 곱게 간다.

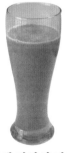

4 ❸을 컵에 따라서 마시면 된다.

이뇨에 좋은

꿀 레몬즙

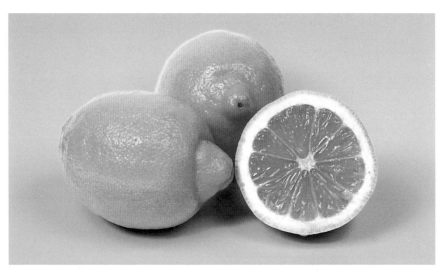

알고 마시는 증상별 맞춤 주스 만들기

준비하세요

레몬 1개, 꿀 2큰 술, 물 200cc

이렇게 만드세요

1. 레몬은 깨끗이 씻어 껍질을 벗긴다.
2. ❶의 껍질을 가늘게 채로 썰고 알갱이는 얇게 썬다.
3. 용기에 ❷에 꿀을 넣어 7일 정도 두면 레몬 시럽이 된다.
4. ❸에서 1작은 술을 떠 컵에 넣고 끓인 물을 붓는다.
5. 차게 마시려면 식힌 다음 얼음 조각을 띄우면 된다.

숙취 해소에 좋은

우유 단감즙

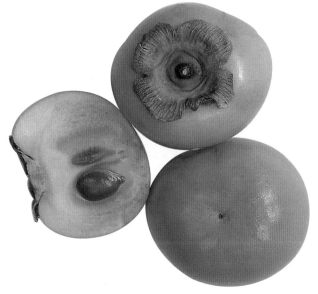

알고 마시는 증상별 맞춤 주스 만들기

준비하세요

단감 1개, 우유 1컵 반

이렇게 만드세요

1. 단감의 꼭지와 씨를 제거한 다음 깨끗이 씻는다.
2. ❶을 잘게 썰어 준비한다.
3. ❷와 우유를 믹서에 넣어 간다.
4. ❸을 컵에 따라 마시며 된다.

관상동맥 질환에 좋은
맞춤 주스

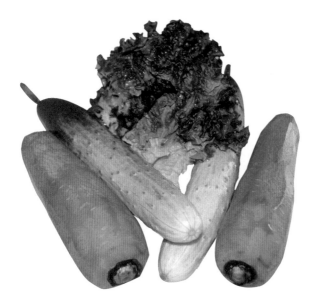

상추의 효능

비타민 A가 풍부하고, 비타민 B1, B2, 철분, 칼슘 등 미네랄이 많이 들어 있으며, 리신, 티로신 등 필수 아미노산도 풍부하게 들어 있다.

오장의 기능을 좋게 하여 경맥을 통하게 하고 가슴에 맺힌 열을 제거하며 근육과 뼈를 보양하고 숙취를 해소하며 스트레스를 해소하고 모유를 늘리며 유방암을 예방하고 피를 맑게 하며 치아를 희게 한다.

빈혈, 골다공증, 피부 노화 등의 예방, 여드름, 변비, 우울증, 신경성 두통 등을 치료하기도 하지만 성질이 차기 때문

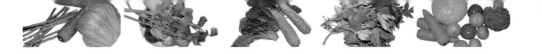

에 태양인과 소양인에는 맞지 않는다. 많이 먹으면 졸릴 수 있다. 참고로, 상추와 꿀은 궁합이 맞지 않는다.

맞춤 주스 만들기

준비할 재료

당근 50g + 상추 30g + 오이 20g

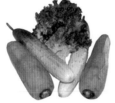

1 손질한 재료를 깨끗이 씻어 물기를 뺀다.

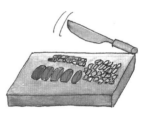

2 ❶의 깨끗이 씻은 재료를 잘게 썰어 준비한다.

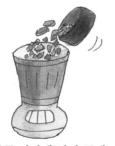

3 ❷를 믹서에 넣어 곱게 간다.

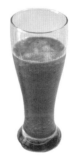

4 ❸을 컵에 따라서 마시면 된다.

속 쓰림 예방에 좋은
토마토 오렌지즙

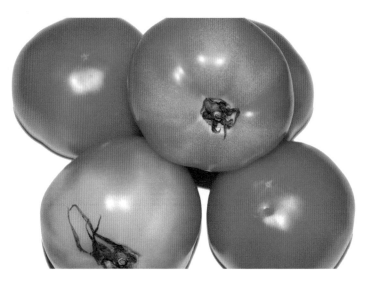

알고 마시는 증상별 맞춤 주스 만들기

준비하세요

토마토 2개, 오렌지 1/2개, 당근 1/2개, 레몬 1/3개

이렇게 만드세요

1. 깨끗이 씻은 토마토의 꼭지를 제거한다.
2. ❶을 뜨거운 물에 담근 후 껍질을 벗겨낸다.
3. 오렌지를 즙 짜는 기구에 넣고 즙을 짠다.
4. 레몬을 즙 짜는 기구에 넣고 즙을 짠다.
5. 껍질을 벗긴 당근을 잘게 썰어 준비한다.
6. ❷❺를 믹서에 넣고 곱게 간다.
7. ❻을 컵에 붓고 ❸, ❹를 넣어 골고루 섞은 다음 마시면 된다.

식욕부진에 좋은
두유 오렌지즙

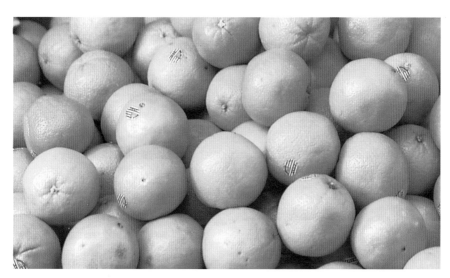

알고 마시는 증상별 맞춤 주스 만들기

준비하세요

오렌지 1/2개, 두유 1컵, 물 20cc, 꿀 1작은 술

이렇게 만드세요

1. 오렌지를 깨끗이 씻어 즙 짜는 기구로 즙을 짠다.
2. ❶을 컵에 붓고 두유를 넣어 골고루 섞는다.
3. ❷에 꿀을 타서 마시면 된다.

관절염에 좋은

맞춤 주스

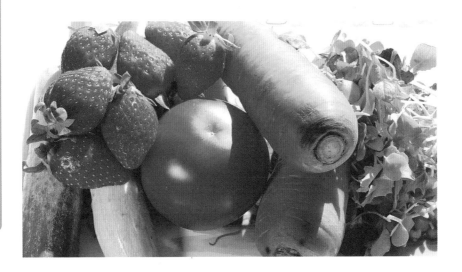

토마토의 효능

토마토는 혈압을 낮춰 고혈압에 효과적이다. 혈관 속의 콜레스테롤을 만드는 활성산소의 작용을 억제해 혈액의 흐름을 원활하게 하고 혈압을 낮추는 비타민 C와 루틴이 풍부하다.

토마토에 들어 있는 비타민 C가 다른 과일보다 훨씬 풍부하고, 토마토의 노란 부분에 많은 비타민 A는 항산화 효과가 뛰어나고 암이나 뇌졸중, 심근경색과 같은 질환에 효과가 있으며, 무엇보다 토마토의 붉은색을 내는 색소인 리코펜은 탁월한 항암제로, 익혀 먹으면 몸에 흡수가 더 잘 된다.

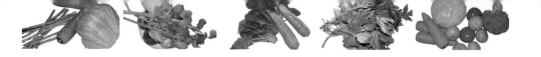

또 비타민 A, C, E 등 비타민이 풍부하게 함유되어 있어서 자주 먹으면 치매와 같은 퇴행성 질환을 예방하는 데 좋고, 나이가 들면 뼈에서 칼슘이 빠져나가 골다공증이 많이 발생하게 되는데 토마토 속의 비타민 K는 칼슘이 빠져나가는 것을 막아서 뼈를 튼튼하게 유지하는 효능이 있다.

맞춤 주스 만들기

준비할 재료

오이 1/2개 + 당근 1/2 + 시금치 100g + 깐 포도 7개 + 셀러리 50g + 레몬 1/4개 + 토마토 1/4개 + 딸기 3개

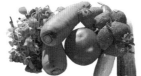

1 손질한 재료를 깨끗이 씻어 물기를 뺀다.

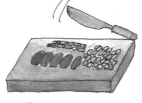

2 ❶의 깨끗이 씻은 재료를 잘게 썰어 준비한다.

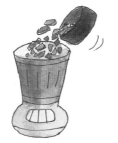

3 ❷를 믹서에 넣어 곱게 간다.

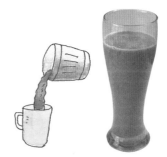

4 ❸을 컵에 따라서 마시면 된다.

식욕 증진에 좋은

요구르트 사과즙

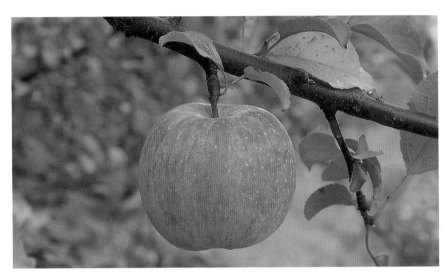

알고 마시는 증상별 맞춤 주스 만들기

준비하세요

사과 1개, 레몬 1/2개, 꿀 1큰 술, 요구르트 200㎖

이렇게 만드세요

1. 레몬을 깨끗이 씻어 즙 짜는 기구로 즙을 짠다.
2. 사과를 깨끗이 씻어 강판에 간 다음 용기에 붓는다.
3. ❷의 변색을 막기 위해 ❶을 골고루 섞는다.
4. ❸에 꿀과 요구르트를 믹서에 함께 넣어 곱게 간다.
5. ❹를 컵에 따라 마시면 된다.

피로회복에 좋은
꿀 키위즙

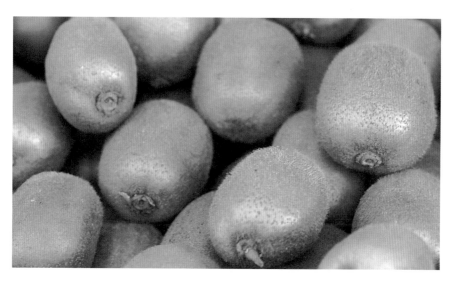

알고 마시는 증상별 맞춤 주스 만들기

준비하세요

키위 1개, 물 200cc, 꿀 1큰 술

이렇게 만드세요

1. 깨끗이 씻은 키위의 껍질을 벗겨 잘게 썰어 준비한다.
2. ❶과 물을 믹서에 넣고 곱게 간다.
3. ❷를 모시 천으로 걸러서 건더기는 제거한다.
4. ❸을 컵에 붓고 꿀을 타서 마시면 된다.

급성 간염에 좋은
맞춤 주스

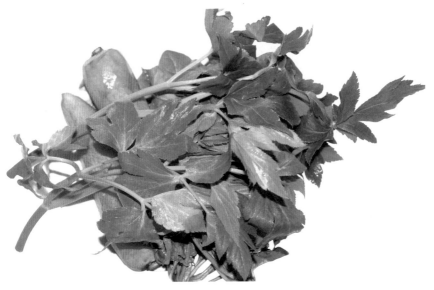

당근의 효능

당근은 당나라에서 처음 들어왔다고 해서 붙여진 이름이
다. 색깔이 예뻐서 음식의 모양을 내기 위해 많이 쓰는데,
당근이 몸에 좋은 이유도 바로 이 색깔에 있다. 당근이 주홍
빛을 띠는 것은 베타카로틴이라는 성분 때문으로, 색깔이
진할수록 베타카로틴이 많이 들어 있다. 다른 식품에도 베
타카로틴이 들어 있긴 하지만 함유량이 당근을 따라오지 못
한다.

베타카로틴은 우리 몸 속에 들어가 비타민 A로 바뀌기 때
문에 프로비타민 A라고도 한다. 비타민 A는 피부를 매끄럽

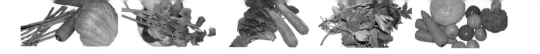

게 하는 효과가 있어 부족하면 살결이 거칠어진다. 뿐만 아니라 피부의 저항력도 떨어져 여드름이 잘 생기고 쉽게 곪는다.

또한 베타카로틴은 발암 물질과 독성 물질을 무력화시키고, 유해 산소가 세포를 손상시키는 것을 막아준다.

맞춤 주스 만들기

준비할 재료

당근 60g + 시금치 20g + 신선초 20g

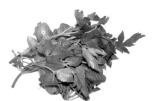

1 손질한 재료를 깨끗이 씻어 물기를 뺀다.

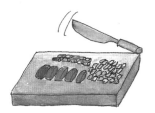

2 ❶의 깨끗이 씻은 재료를 잘게 썰어 준비한다.

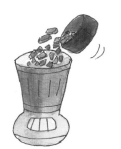

3 ❷를 믹서에 넣어 곱게 간다.

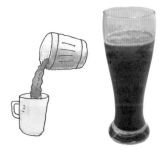

4 ❸을 컵에 따라서 마시면 된다.

입맛이 없을 때 좋은

차즈기 생강즙

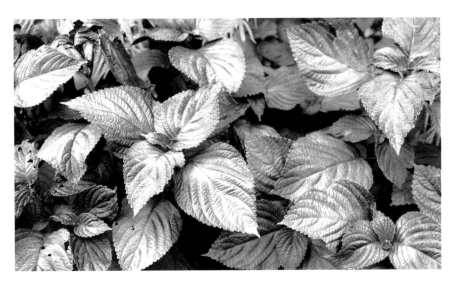

알고 마시는 증상별 맞춤 주스 만들기

준비하세요

차즈기 잎 5장, 생강 1/4개, 간장 약간, 육수 300㎖

이렇게 만드세요

1. 차즈기 잎을 깨끗이 씻는다.
2. 생강은 씻으면서 껍질을 벗겨낸다.
3. ❶을 믹서에 갈아 놓는다.
4. 생강은 강판으로 곱게 갈아둔다.
5. 냄비에 ❸❹와 육수를 붓고 따뜻하게 데운다.
6. 간장으로 간을 맞춰서 마시면 된다.

골다공증 예방에 좋은
우유 파파야즙

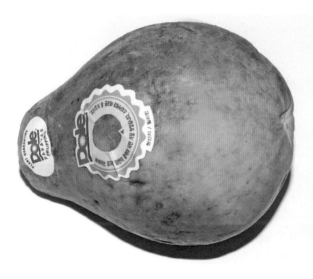

알고 마시는 증상별 맞춤 주스 만들기

준비하세요

파파야 1개, 우유 300㎖

이렇게 만드세요

1. 깨끗이 씻은 파파야를 반으로 잘라 씨를 제거한다.
2. ❶의 껍질을 벗긴 다음 잘게 썰어 준비한다.
3. ❷와 우유를 믹서에 넣고 곱게 간다.
4. ❸을 컵에 따라 마시면 된다.

급성 식중독에 좋은

맞춤 주스

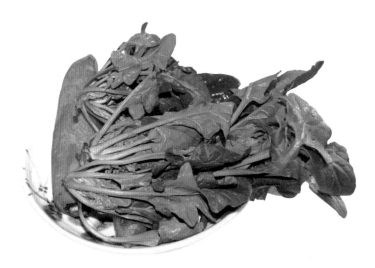

시금치의 효능

　시금치의 여러 가지 실험 결과 암 예방에 효과가 있다는 사실이 밝혀졌는데 이는 시금치에 들어 있는 베타-카로틴에 의한 것이다. 특히 시금치는 흡연자에게서 많이 발생되는 폐암의 발생률을 낮춰주는 효능이 증명되었다.

　1969년에 일본의 과학자들은 동물 실험에서 시금치가 혈중 콜레스테롤 수치를 낮추어주는 것을 발견하였다. 즉, 시금치는 콜레스테롤이 코프로스타놀(coprostanol)로 바뀌는 것을 촉진시켜 이를 쉽게 체외로 배출시키므로 저절로 콜레스테롤이 감소된다고 하였다.

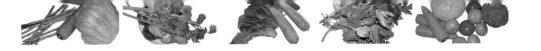

시금치는 인체에 유독한 요산을 분리, 배설시키므로 류머티즘이나 통풍 치료에 효과적이다.

헤모글로빈의 성분이 되는 철이 많고 철의 흡수를 돕는 비타민 C도 풍부하므로 빈혈 예방에 안성맞춤이다.

맞춤 주스 만들기

준비할 재료

당근 60g + 시금치 40g

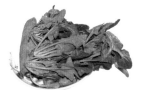

1 손질한 재료를 깨끗이 씻어 물기를 뺀다.

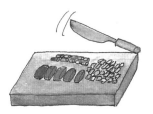

2 ❶의 깨끗이 씻은 재료를 잘게 썰어 준비한다.

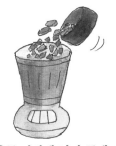

3 ❷를 믹서에 넣어 곱게 간다.

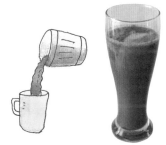

4 ❸을 컵에 따라서 마시면 된다.

칼슘 보충에 좋은
참깨 시금치즙

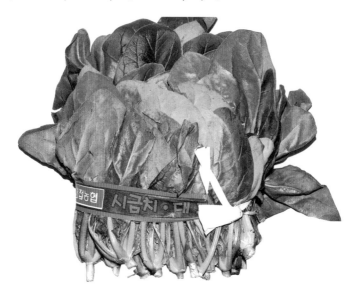

알고 마시는 증상별 맞춤 주스 만들기

준비하세요

시금치 120g, 멸치 국물 300cc, 볶은 참깨 1큰 술, 달걀 1개, 간장 2작은 술

이렇게 만드세요

1. 시금치 뿌리를 잘라내고 깨끗이 씻어 5cm 길이로 썰어 준비한다.
2. 준비해 둔 멸치 국물에 ❶을 넣어 살짝 데친다.
3. ❷에 달걀을 풀어 넣고 간장으로 간을 맞춘 다음 식힌다.
4. ❸과 볶은 참깨를 믹서에 넣어 곱게 간다.
5. ❹를 컵에 부어 마시면 된다.

노화된 혈관을 젊게 해주는
쑥갓 귤즙

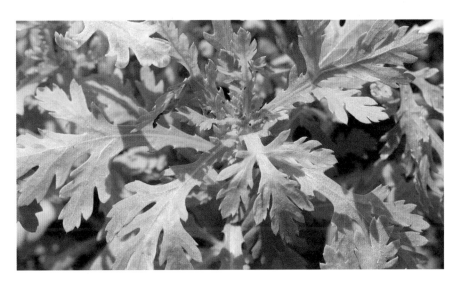

알고 마시는 증상별 맞춤 주스 만들기

준비하세요

쑥갓 5줄기, 귤 2개, 레몬 1/2개, 물 200cc

이렇게 만드세요

1. 줄기를 제거한 쑥갓의 잎을 깨끗이 씻는다.
2. ❶을 살짝 데쳐 준비한다.(떫은맛이 제거됨)
3. 깨끗이 씻은 귤을 반으로 잘라 즙 짜기에 넣어 즙을 만든다.
4. 레몬을 깨끗이 씻어 즙 짜기에 넣어 즙을 만든다.
5. ❷와 물을 믹서에 넣어 곱게 간 다음 컵에 붓는다.
6. ❹에 ❷❸의 즙을 넣고 골고루 섞은 다음 마시면 된다.

당뇨병에 좋은
맞춤 주스

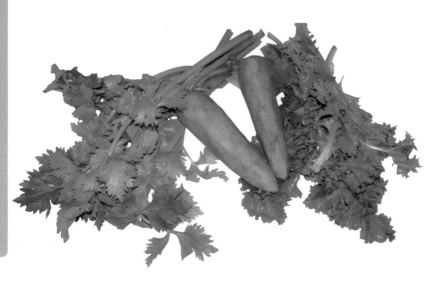

당근의 효능

 당근은 당나라에서 처음 들어왔다고 해서 붙여진 이름이
다. 색깔이 예뻐서 음식의 모양을 내기 위해 많이 쓰는데,
당근이 몸에 좋은 이유도 바로 이 색깔에 있다. 당근이 주홍
빛을 띠는 것은 베타카로틴이라는 성분 때문으로, 색깔이
진할수록 베타카로틴이 많이 들어 있다. 다른 식품에도 베
타카로틴이 들어 있긴 하지만 함유량이 당근을 따라오지 못
한다.

 베타카로틴은 우리 몸 속에 들어가 비타민 A로 바뀌기 때
문에 프로비타민 A라고도 한다. 비타민 A는 피부를 매끄럽

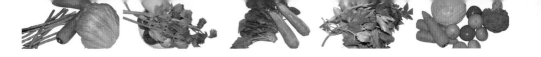

게 하는 효과가 있어 부족하면 살결이 거칠어진다. 뿐만 아니라 피부의 저항력도 떨어져 여드름이 잘 생기고 쉽게 곪는다.

또한 베타카로틴은 발암 물질과 독성 물질을 무력화시키고, 유해 산소가 세포를 손상시키는 것을 막아준다.

맞춤 주스 만들기

준비할 재료

당근 50g + 셀러리 30g + 치커리 20g

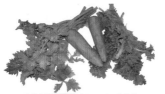

1 손질한 재료를 깨끗이 씻어 물기를 뺀다.

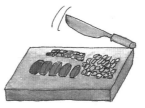

2 ❶의 깨끗이 씻은 재료를 잘게 썰어 준비한다.

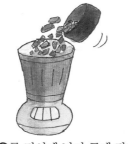

3 ❷를 믹서에 넣어 곱게 간다.

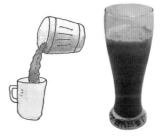

4 ❸을 컵에 따라서 마시면 된다.

몸 속의 나트륨 배출에 좋은
수박 멜론즙

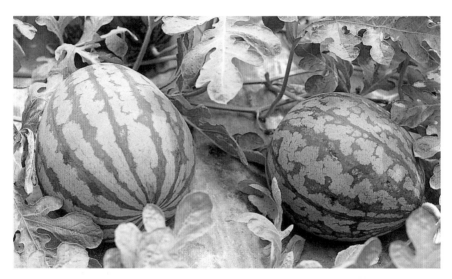

알고 마시는 증상별 맞춤 주스 만들기

준비하세요

수박 1/10개, 멜론 1/4개, 벌꿀 1큰 술, 물 200cc

이렇게 만드세요

1. 수박과 멜론의 껍질을 벗긴다.
2. 수박과 멜론을 반으로 잘라 씨를 제거해 준다.
3. ❷와 벌꿀과 물을 믹서에 넣고 곱게 간다.
4. ❸을 컵에 따라서 마시면 된다.

콜레스테롤 저하와 혈관 장애에 좋은
두유 배즙

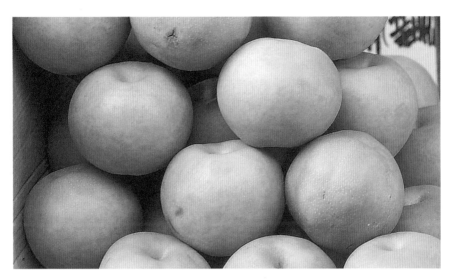

알고 마시는 증상별 맞춤 주스 만들기

준비하세요

배 1개, 두유 300㎖, 꿀 1큰 술

이렇게 만드세요

1. 깨끗이 씻은 배의 껍질을 벗긴다.
2. ❶을 반으로 잘라 씨방과 씨앗을 제거한 다음 잘게 썬다.
3. ❷와 두유를 믹서에 넣어 곱게 간다.
4. ❸을 컵에 붓고 꿀을 타서 마시면 된다.

류머티즘에 좋은
맞춤 주스

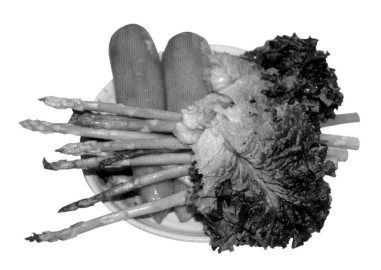

아스파라거스의 효능

아스파라거스에는 단백질과 각종 비타민이 풍부하며 콩나물 뿌리에 들어 있다는 아스파라긴산(Asparagine), 즉 아미노산이 주성분이며 약리 성분에는 루틴(Rutin) 성분이 많아 혈압강하제로 효과가 있으며, 《본초강목》과 《동의보감》에 아스파라거스(Asparagus)는 천문동으로 소개되었는데, 이뇨작용과 통풍에 특효가 있고 진정작용의 약제로 쓰인다고 기술되어 있다.

아스파라거스는 항상화 작용에도 도움이 되고, 특히 활성산소 제거에 탁월한 효과를 보인다고 한다.

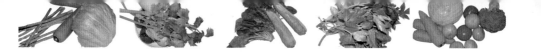

항상화 작용 및 활성산소 제거는 곧 피부의 혈액순환 개선으로 이어지기 때문에 노화 예방에도 좋고 혈압을 낮추어주는 장점이 있는데, 루틴 성분이 함유되어 혈관을 강화하고 칼륨이 나트륨 배출을 촉진시킨다고 한다.

맞춤 주스 만들기

준비할 재료

당근 50g + 상치 25g + 아스파라가스 25g

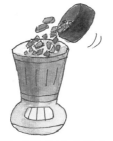

1 손질한 재료를 깨끗이 씻어 물기를 **뺀다.**

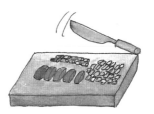

2 ❶의 깨끗이 씻은 재료를 잘게 썰어 준비한다.

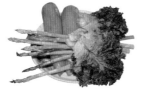

3 ❷를 믹서에 넣어 곱게 간다.

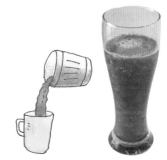

4 ❸을 컵에 따라서 마시면 된다.

혈압 강하와 혈액의 산성화를 막아주는
돌미나리즙

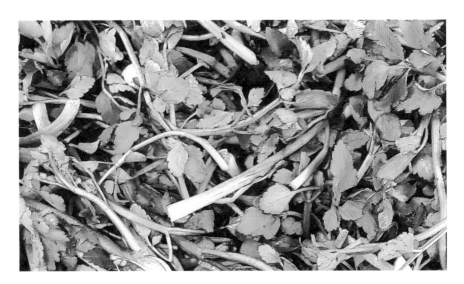

알고 마시는 증상별 맞춤 주스 만들기

준비하세요

돌미나리 120g, 케일 3개, 돌나물 60g, 토마토 2개, 사과 1/2개, 물 100cc

이렇게 만드세요

1. 손질한 돌미나리를 뿌리까지 씻어 적당한 크기로 썰어 둔다.
2. 손질한 케일과 돌나물을 깨끗이 씻어 적당한 크기로 썰어 둔다.
3. 토마토와 사과 꼭지를 제거하고 깨끗이 씻어 껍질째로 잘게 썰어 준비한다.
4. ❶❷❸❹와 물을 믹서에 함께 넣고 곱게 간다.
5. ❹를 컵에 붓고 기호에 따라 꿀을 타서 마셔도 된다.

빈혈 예방에 좋은
시금치 자두즙

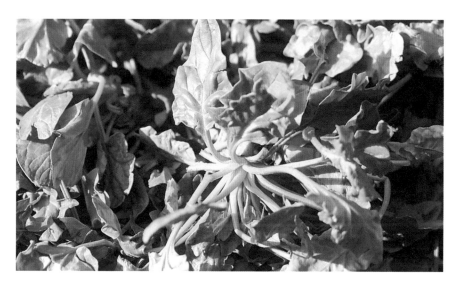

알고 마시는 증상별 맞춤 주스 만들기

준비하세요

시금치 150g, 사과 1개, 자두 3개, 물 100cc

이렇게 만드세요

1. 뿌리를 제거한 손질한 시금치를 깨끗이 씻어 잘게 썰어준다.
2. ❶을 뜨거운 물에 살짝 데쳐둔다.
3. 껍질을 벗긴 사과를 반으로 잘라 씨를 제거한 다음 잘게 썰어준다.
4. 자두를 깨끗이 씻은 다음 씨를 제거한다.
5. ❷❸❹와 물을 믹서에 넣고 곱게 간다.
6. ❺를 컵에 부어 마시면 된다.

변비에 좋은

맞춤 주스

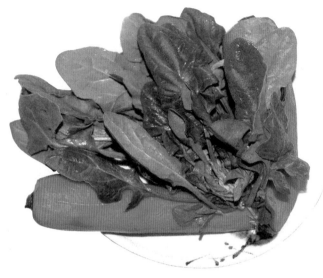

시금치의 효능

 시금치의 여러 가지 실험 결과 암 예방에 효과가 있다는 사실이 밝혀졌는데 이는 시금치에 들어 있는 베타-카로틴에 의한 것이다. 특히 시금치는 흡연자에게서 많이 발생되는 폐암의 발생률을 낮춰주는 효능이 증명되었다.

 1969년에 일본의 과학자들은 동물 실험에서 시금치가 혈중 콜레스테롤 수치를 낮추어주는 것을 발견하였다. 즉, 시금치는 콜레스테롤이 코프로스타놀(coprostanol)로 바뀌는 것을 촉진시켜 이를 쉽게 체외로 배출시키므로 저절로 콜레스테롤이 감소된다고 하였다.

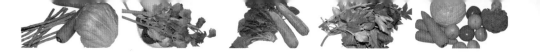

시금치는 인체에 유독한 요산을 분리, 배설시키므로 류머티즘이나 통풍치료에 효과적이다.

헤모글로빈의 성분이 되는 철이 많고 철의 흡수를 돕는 비타민 C도 풍부하므로 빈혈 예방에 안성맞춤이다.

맞춤 주스 만들기

준비할 재료

당근 50g + 시금치 50g

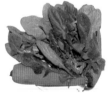

1 손질한 재료를 깨끗이 씻어 물기를 뺀다.

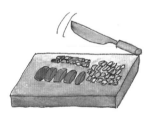

2 ❶의 깨끗이 씻은 재료를 잘게 썰어 준비한다.

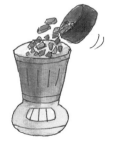

3 ❷를 믹서에 넣어 곱게 간다.

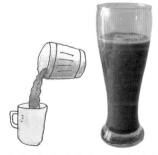

4 ❸을 컵에 따라서 마시면 된다.

노화 세포의 활성화에 좋은

당근 밀 배아즙

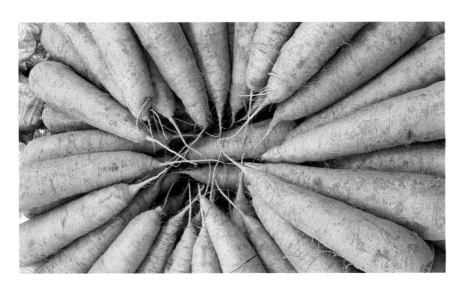

알고 마시는 증상별 맞춤 주스 만들기

준비하세요

당근(중간 크기) 1/2개, 우유 1컵 반, 배아 2큰 술

이렇게 만드세요

1. 껍질을 벗긴 당근을 잘게 썰어둔다.
2. ❶과 우유와 배아와 물을 믹서에 넣어 곱게 간다.
3. ❷를 컵에 부어 마시면 된다.

갱년기의 불안초조에 좋은
비파 오렌지즙

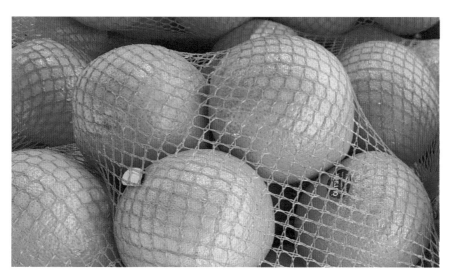

알고 마시는 증상별 맞춤 주스 만들기

준비하세요

비파 열매 3개, 사과 1개, 오렌지 1개, 물 100cc

이렇게 만드세요

1. 비파 열매의 껍질을 벗긴 다음 반으로 잘라 씨를 제거한다.
2. 깨끗이 씻은 사과의 껍질을 벗긴 다음 잘게 썰어 둔다.
3. 깨끗이 씻은 오렌지를 반으로 잘라 즙 짜기에 넣어 즙을 짠다.
4. ❶❷❸과 물을 믹서에 넣어 곱게 간다.

비만에 좋은
맞춤 주스

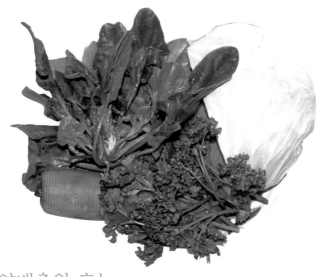

양배추의 효능

양배추는 먼저 풍부한 글루타민을 함유하고 있어서 제산 작용과 근육세포의 재생에 좋다. 양배추의 심부분에 함유된 비타민 U는 우리 몸 속에서 비타민 B4를 생성한다. 지방을 에너지원으로 바꿔주는 비타민 B4가 부족하게 되면 지방이 분해되지 않고 그대로 체내에 쌓이게 된다.

골다공증 예방과 성장기 어린이들의 뼈 생성에도 도움이 된다. 양배추의 풍부한 칼슘은 인과 나트륨을 조절한다. 동물성 단백질, 가공 식품에 많이 함유된 인이나 나트륨의 섭취가 많아지게 되면 뼈에 함유된 칼슘이 빠져나와 뼈를 약하

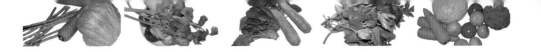

게 만들고 골다공증을 촉진하게 된다.

 양배추의 풍부한 칼슘은 인과 함께 나트륨을 체외로 배출한다. 또한 풍부한 라이신은 두뇌 활동에 필요한 수험생, 공부하는 아이들에게도 좋다.

맞춤 주스 만들기

준비할 재료

당근 1/2개 + 양배추 200g + 시금치 100g + 파슬리 50g

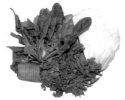

1 손질한 재료를 깨끗이 씻어 물기를 뺀다.

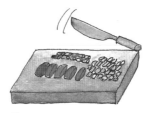

2 ❶의 깨끗이 씻은 재료를 잘게 썰어 준비한다.

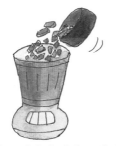

3 ❷를 믹서에 넣어 곱게 간다.

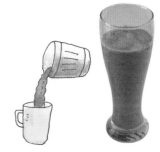

4 ❸을 컵에 따라서 마시면 된다.

187

빈혈 치료에 좋은
요구르트 딸기 파인애플즙

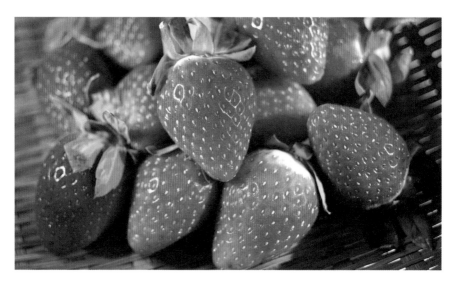

알고 마시는 증상별 맞춤 주스 만들기

준비하세요

파인애플 1/10개, 망고 1/2개, 딸기 6개, 요구르트 50㎖

이렇게 만드세요

1. 파인애플과 망고는 껍질을 벗긴 다음 잘게 썰어 둔다.
2. 깨끗이 씻은 딸기의 꼭지를 제거한다.
3. ❶❷와 요구르트를 믹서에 넣고 곱게 간다.
4. ❸을 컵에 부어 마시면 된다.

어지럼증에 좋은
파슬리 차즈기 과일즙

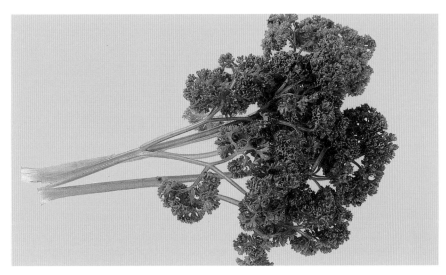

알고 마시는 증상별 맞춤 주스 만들기

준비하세요

파슬리 1개, 차즈기 잎 4장, 멜론 1/2개, 키위 1/2개, 물 50cc

이렇게 만드세요

1. 손질한 파슬리와 차즈기 잎을 깨끗이 씻어둔다.
2. 멜론은 깨끗이 씻은 다음 껍질을 벗기고 씨를 제거한다.
3. 깨끗이 씻은 키위의 껍질을 벗기고 반으로 잘라 둔다.
4. ❶❷❸과 물을 믹서에 넣어 곱게 간다.
5. ❹를 컵에 부어 마시면 된다.

빈혈에 좋은
맞춤 주스

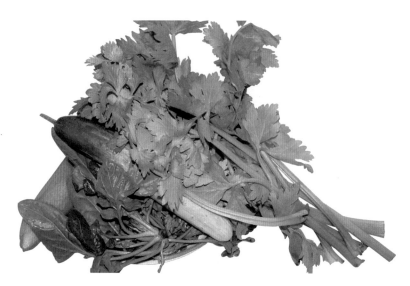

당근의 효능

당근은 당나라에서 처음 들어왔다고 해서 붙여진 이름이
다. 색깔이 예뻐서 음식의 모양을 내기 위해 많이 쓰는데,
당근이 몸에 좋은 이유도 바로 이 색깔에 있다. 당근이 주홍
빛을 띠는 것은 베타카로틴이라는 성분 때문으로, 색깔이
진할수록 베타카로틴이 많이 들어 있다. 다른 식품에도 베
타카로틴이 들어 있긴 하지만 함유량이 당근을 따라오지 못
한다.

베타카로틴은 우리 몸 속에 들어가 비타민 A로 바뀌기 때
문에 프로비타민 A라고도 한다. 비타민 A는 피부를 매끄럽

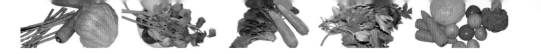

게 하는 효과가 있어 부족하면 살결이 거칠어진다. 뿐만 아니라 피부의 저항력도 떨어져 여드름이 잘 생기고 쉽게 곪는다.

또한 베타카로틴은 발암 물질과 독성 물질을 무력화시키고, 유해 산소가 세포를 손상시키는 것을 막아준다.

맞춤 주스 만들기

준비할 재료

셀러리 100g + 시금치 100g + 당근 1/2개 + 오이 1/2개

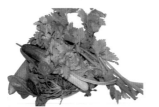

1 손질한 재료를 깨끗이 씻어
물기를 뺀다.

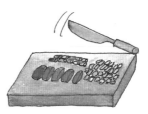

2 ❶의 깨끗이 씻은 재료를 잘게
썰어 준비한다.

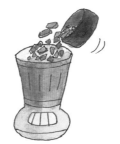

3 ❷를 믹서에 넣어 곱게 간다.

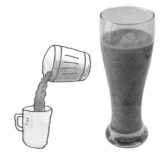

4 ❸을 컵에 따라서 마시면 된다.

신진대사의 증진에 좋은

자두 사과즙

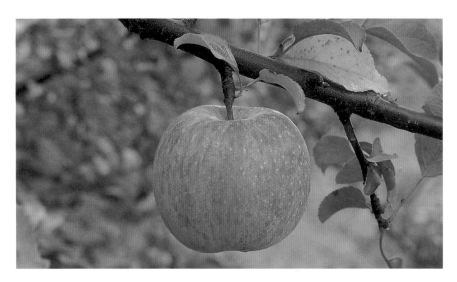

알고 마시는 증상별 맞춤 주스 만들기

준비하세요

사과 1/2개, 자두 1개, 우유 200㎖

이렇게 만드세요

1. 사과를 깨끗이 씻어 껍질째 반으로 잘라 씨를 제거한다.
2. 자두를 깨끗이 씻어 껍질째 반으로 잘라 씨를 제거한다.
3. ❶❷와 우유를 믹서에 넣고 곱게 간다.
4. ❸을 컵에 붓고 마시면 된다.

냉 체질에 좋은

시금치 당근즙

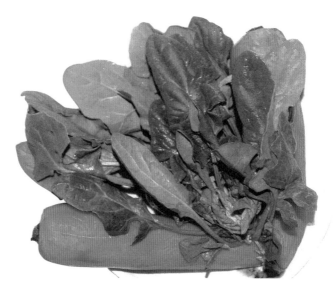

알고 마시는 증상별 맞춤 주스 만들기

준비하세요

시금치 100g, 당근 1/2개, 사과 1/2개, 레몬 1/2개, 물 50cc

이렇게 만드세요

1. 깨끗이 씻은 시금치의 뿌리를 제거한 다음 잘게 썰어 둔다.
2. 당근을 깨끗이 씻은 다음 잘게 썰어 둔다.
3. 사과를 깨끗이 씻은 다음 씨를 제거하고 잘게 썰어 둔다.
4. 깨끗이 씻은 레몬을 즙 짜기에 넣어 즙을 짠다.
5. ❶❷❸과 물을 믹서에 넣어 곱게 간다.
6. ❺를 컵에 붓고 ❹를 가미한 다음 마시면 된다.

소화불량에 좋은

맞춤 주스

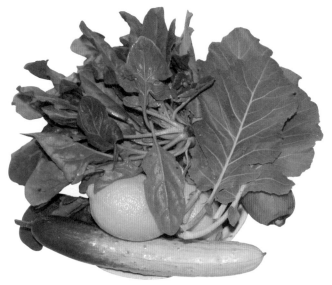

시금치의 효능

시금치의 여러 가지 실험 결과 암 예방에 효과가 있다는 사실이 밝혀졌는데 이는 시금치에 들어 있는 베타-카로틴에 의한 것이다. 특히 시금치는 흡연자에게서 많이 발생되는 폐암의 발생률을 낮춰주는 효능이 증명되었다.

1969년에 일본의 과학자들은 동물 실험에서 시금치가 혈중 콜레스테롤 수치를 낮추어주는 것을 발견하였다. 즉, 시금치는 콜레스테롤이 코프로스타놀(coprostanol)로 바뀌는 것을 촉진시켜 이를 쉽게 체외로 배출시키므로 저절로 콜레스테롤이 감소된다고 하였다.

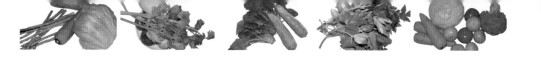

시금치는 인체에 유독한 요산을 분리, 배설시키므로 류머티즘이나 통풍 치료에 효과적이다.

헤모글로빈의 성분이 되는 철이 많고 철의 흡수를 돕는 비타민 C도 풍부하므로 빈혈 예방에 안성맞춤이다.

맞춤 주스 만들기

준비할 재료

레몬 1/2개 + 당근 1/2개 + 시금치 100g + 오이 1개 + 케일 100g

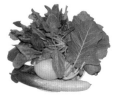

1 손질한 재료를 깨끗이 씻어 물기를 뺀다.

2 ❶의 깨끗이 씻은 재료를 잘게 썰어 준비한다.

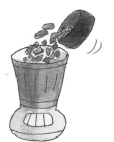

3 ❷를 믹서에 넣어 곱게 간다.

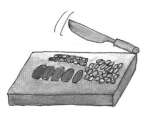

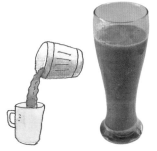

4 ❸을 컵에 따라서 마시면 된다.

간의 면역력 증진에 좋은

토마토 호박즙

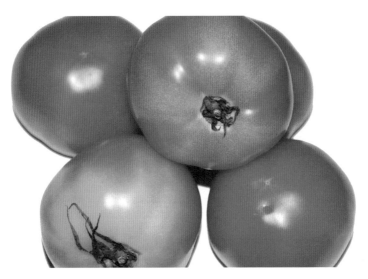

알고 마시는 증상별 맞춤 주스 만들기

준비하세요

단호박 120g, 토마토 2개, 마늘 1쪽, 소금, 후춧가루, 조각얼음 약간

이렇게 만드세요

1. 껍질을 벗기고 씨를 제거한 단호박은 잘게 썰어 둔다.
2. 마늘을 깐 다음 끓는 물에 삶아 둔다.
3. 꼭지를 제거한 토마토를 끓는 물에 살짝 데친 후 껍질을 벗겨낸다.
4. ❸을 1/4로 잘라 둔다.
5. ❶❷❹와 소금, 후춧가루로 간을 맞춘 다음 믹서에 넣어 곱게 간다.
6. ❺를 컵에 붓고 기호에 따라 조각얼음을 넣어 마셔도 좋다.

간 보호에 좋은

채소 녹즙

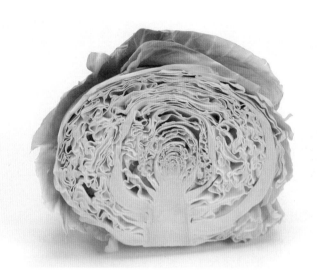

알고 마시는 증상별 맞춤 주스 만들기

> **준비하세요**

양배추 1장, 유채 4개, 파슬리 1개, 사과 1/2개, 레몬 1/2개, 셀러리 1개, 꿀 2큰 술

> **이렇게 만드세요**

1. 양배추, 유채, 파슬리 등을 깨끗이 씻어 잘게 썰어 둔다.
2. 사과를 껍질째 깨끗이 씻어 씨를 제거한다.
3. 깨끗이 씻은 레몬을 즙 짜기에 넣어 즙을 짠다.
4. 셀러리의 섬유질 줄기를 벗기고 깨끗이 씻은 후 잘게 썬다.
5. ❶❷❹와 꿀을 믹서에 넣고 곱게 간다.
6. ❺를 컵에 붓고 ❸을 가미해 마시면 된다.

식욕부진에 좋은
맞춤 주스

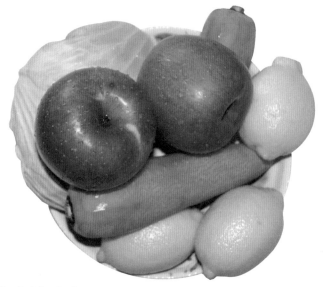

사과의 효능

섭취한 음식물이 며칠이고 장 속에 있으면 위장장애가 일어나기 쉽고 비만의 근원이 된다. 사과의 섬유질은 장의 기능을 활발하게 해주고, 소화·흡수를 도와주므로 변비 예방 및 장내의 가스 발생 예방에도 도움이 된다. 그 외에 여분의 콜레스테롤이나 식품에 함유되어 있는 유해 첨가물도 배출시켜 장을 항상 깨끗한 상태로 유지시켜 준다.

깨끗이 씻어서 껍질째 먹으면, 열매와 껍질 사이에 함유되어 있는 펙틴은 진통 효과가 높고, 복통이나 설사를 할 때 정장제 역할을 해준다.

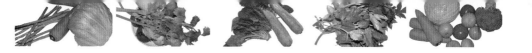

사과는 콜레스테롤을 흡수·배출하는 작용이 있어 성인병 예방에도 효과가 있다.

유럽에서는 "하루에 사과를 한 개씩만 먹으면 의사가 필요 없다"라고 할 정도로 사과는 건강한 몸을 만드는 데 꼭 필요한 과일이다. 추운 지방에서 생산된 사과는 몸을 따뜻하게 해주고, 혈액순환과 장 기능을 좋게 해준다.

맞춤 주스 만들기

준비할 재료

양배추 150g + 사과 1/2개 + 당근 1/2개 + 레몬 1/4개,

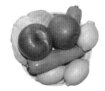

1 손질한 재료를 깨끗이 씻어 물기를 뺀다.

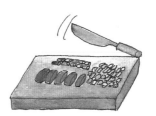

2 ❶의 레몬을 제외한 재료를 잘게 썰어 준비한다.

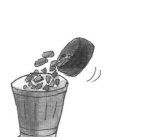

3 ❷를 믹서에 넣어 곱게 간다.

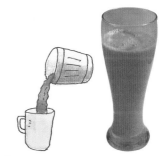

4 ❸을 컵에 따라서 마시면 된다.

간 기능 회복에 좋은

달걀 바나나즙

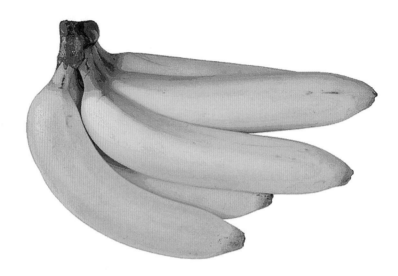

알고 마시는 증상별 맞춤 주스 만들기

준비하세요

바나나 1개, 달걀 1개, 우유 200㎖, 꿀 1큰 술, 옥수수 녹말 1큰 술, 생크림 1큰 술, 물 50cc, 럼주 약간, 조각얼음 3개

이렇게 만드세요

1. 물에 옥수수 녹말을 풀어 둔다.
2. 바나나의 껍질을 벗기고 5등분으로 잘라 둔다.
3. ❷, 우유, 달걀 노른자, 꿀을 믹서에 넣고 곱게 갈아 둔다.
4. 냄비에 ❶❸을 넣고 걸쭉할 때까지 나무 주걱으로 저으면서 끓인다.
5. ❹를 불에서 내린 다음 생크림과 럼주를 가미한다.
6. ❺를 컵에 붓고 조각얼음을 넣어 마시면 된다.

스트레스 해소에 좋은
당근 양배추 파래즙

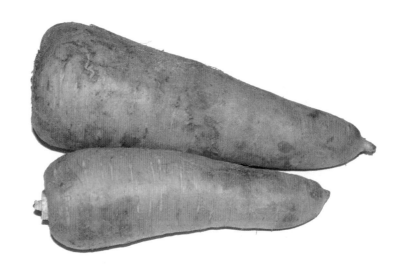

알고 마시는 증상별 맞춤 주스 만들기

준비하세요

당근 1/2개, 양배추 1장, 우유 100㎖, 파래 1/5묶음, 꿀 1큰 술, 소금 약간

이렇게 만드세요

1. 껍질을 벗긴 당근을 깨끗이 씻어 잘게 썰어 둔다.
2. 깨끗이 씻은 양배추는 잘게 찢어 둔다.
3. 파래를 깨끗이 씻어 둔다.
4. ❶❷, 우유, 꿀을 믹서에 넣어 곱게 간다.
5. ❹를 컵에 붓고 파래를 잘 푼 다음 소금으로 간을 맞추면 된다.

신경통에 좋은
맞춤 주스

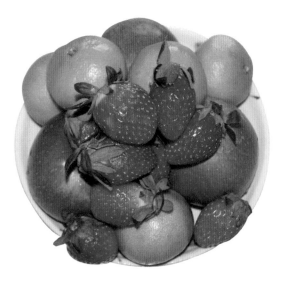

딸기의 효능

딸기에 많은 비타민 C는 여러 가지 호르몬을 조정하는 부신피질 기능을 활발하게 하므로 체력 증진에 효과가 있다.

딸기는 과일 중 비타민 C의 함량이 가장 높아(100g당 80mg) 귤보다 1.5배, 사과보다는 10배가 많다. 딸기 6~7알이면 하루 필요한 비타민 C를 모두 섭취할 수 있게 된다. 흔히 딸기에 설탕을 뿌려서 먹는데, 비타민 B가 손실되기 때문에 그냥 먹는 것이 좋다.

딸기에는 멜라닌을 억제하는 효능이 있기 때문에 기미 예방이나 피부 건강에 좋을 뿐만 아니라 딸기에 들어 있는 엘라그산 성분이 피부 콜라겐의 파괴와 피부 염증을 차단시켜

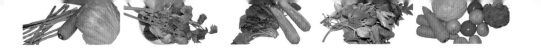

주며 황산화 물질인 안토시아닌이 풍부해서 활성산소로부터 피부를 보호해 주므로 '회춘' 과일이라고도 부른다.

특히 딸기즙은 담배연기에 함유된 발암 인자의 해독을 중화시켜 준다. 창백한 안색, 주름살, 여드름, 무좀, 충혈된 눈, 편도선염 등에 효과가 있으며 신경쇠약, 저혈압, 위약 등에 특히 유효하며 혈액을 맑게 해준다고 한다.

맞춤 주스 만들기

준비할 재료

딸기 5개 + 밀감 1/2개 + 사과 1/2개

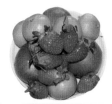

1 손질한 재료를 깨끗이 씻어 물기를 뺀다.

2 ❶의 깨끗이 씻은 재료를 잘게 썰어 준비한다.

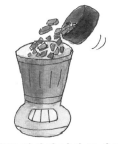

3 ❷를 믹서에 넣어 곱게 간다.

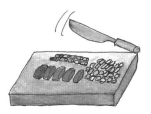

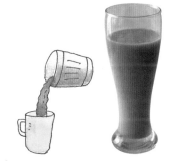

4 ❸을 컵에 따라서 마시면 된다.

신경성 피로 안정에 좋은

우유 파인애플즙

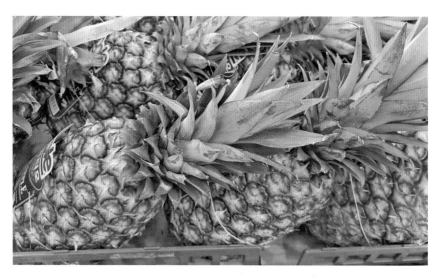

알고 마시는 증상별 맞춤 주스 만들기

준비하세요

파인애플 1개, 꿀 2큰 술, 식초 1큰 술, 우유 200㎖

이렇게 만드세요

1. 파인애플은 껍질을 벗기고 얇게 썰어 둔다.
2. ❶의 겹겹이 쌓으면서 사이사이에 꿀을 넣는다.
3. ❷에 식초를 넣고 밀봉해 응달의 서늘한 곳에 보관한다.
4. 1주일 후에 ❸에서 우러난 즙 2큰 술을 컵에 붓는다.
5. ❹에 우유를 붓고 마시면 된다.

혈압 강하와 기분 안정에 좋은
토마토 피망즙

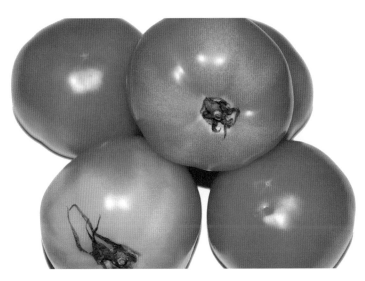

알고 마시는 증상별 맞춤 주스 만들기

준비하세요

토마토 2개, 피망 1/2개, 파슬리 1개, 셀러리 1/3개, 물 200cc, 소금, 후춧가루 약간

이렇게 만드세요

1. 깨끗이 씻은 토마토 꼭지를 따고 끓는 물에 살짝 데쳐 껍질을 벗긴다.
2. 꼭지를 제거한 피망을 반으로 잘라 씨를 제거한다.
3. 손질한 파슬리의 잎을 제거하고 줄기에서 섬유질을 벗긴다.
4. 셀러리를 깨끗이 씻은 다음 짧게 썬다.
5. ❶❷❸❹와 물을 믹서에 넣고 곱게 간다.
6. ❺를 컵에 붓고 소금과 후춧가루로 간을 맞춘 다음 마시면 된다.

위궤양, 십이지장궤양에 좋은
맞춤 주스

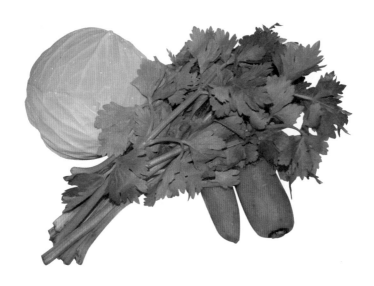

양배추의 효능

양배추는 먼저 풍부한 글루타민을 함유하고 있어서 제산 작용과 근육세포의 재생에 좋다. 양배추의 심부분에 함유된 비타민 U는 우리 몸 속에서 비타민 B4를 생성한다. 지방을 에너지원으로 바꿔주는 비타민 B4가 부족하게 되면 지방이 분해되지 않고 그대로 체내에 쌓이게 된다.

골다공증 예방과 성장기 어린이들의 뼈 생성에도 도움이 된다. 양배추의 풍부한 칼슘은 인과 나트륨을 조절한다. 동물성 단백질, 가공 식품에 많이 함유된 인이나 나트륨의 섭취가 많아지게 되면 뼈에 함유된 칼슘이 빠져나와 뼈를 약하

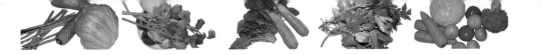

게 만들고 골다공증을 촉진하게 된다.

　양배추의 풍부한 칼슘은 인과 함께 나트륨을 체외로 배출한다. 또한 풍부한 라이신은 두뇌 활동에 필요한 수험생, 공부하는 아이들에게도 좋다.

맞춤 주스 만들기

준비할 재료

당근 50g ＋ 양배추 30g ＋ 셀러리 20g

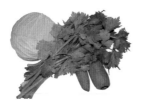

1 손질한 재료를 깨끗이 씻어
　물기를 뺀다.

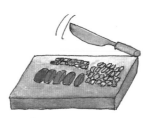

2 ❶의 깨끗이 씻은 재료를 잘게
　썰어 준비한다.

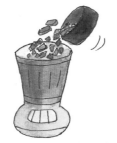

3 ❷를 믹서에 넣어 곱게 간다.

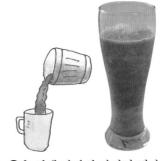

4 ❸을 컵에 따라서 마시면 된다.

변비와 여드름 치료에 좋은

곤약 포도즙

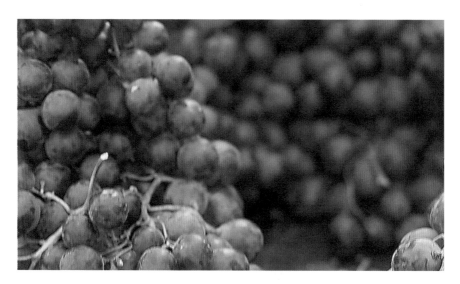

알고 마시는 증상별 맞춤 주스 만들기

준비하세요

곤약 뿌리 가루 120g, 포도 30개, 물 200cc

이렇게 만드세요

1. 포도를 깨끗이 씻어 껍질과 씨를 제거한다.
2. ❶과 물을 믹서에 넣어 곱게 간다.
3. ❷를 컵에 붓고 곤약 뿌리 가루를 뿌려서 마시면 된다.

장의 활동에 좋은
양배추 파인애플즙

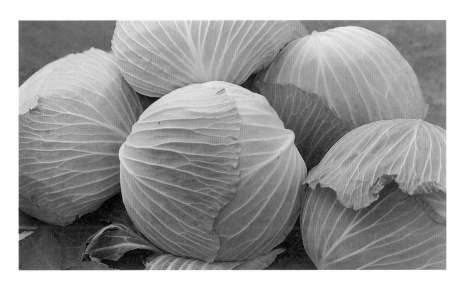

알고 마시는 증상별 맞춤 주스 만들기

준비하세요

양배추 1장, 당근 1/2개, 작은 파인애플 1/10개, 사과 1/2개, 물 1컵

이렇게 만드세요

1. 깨끗이 씻은 양배추를 잘게 찢어 둔다.
2. 껍질을 벗긴 당근도 짧게 썬 다음 삶아 둔다.
3. 껍질을 벗긴 사과의 심과 씨를 제거한 다음 잘게 썰어 둔다.
4. 파인애플도 잘게 썰어 둔다.
5. ❶❷❸❹와 물을 믹서에 넣고 곱게 간다.
6. ❺를 컵에 부어 마시면 된다.

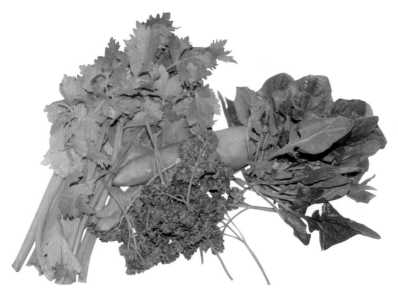

시금치의 효능

시금치의 여러 가지 실험 결과 암 예방에 효과가 있다는 사실이 밝혀졌는데 이는 시금치에 들어 있는 베타-카로틴에 의한 것이다. 특히 시금치는 흡연자에게서 많이 발생되는 폐암의 발생률을 낮춰주는 효능이 증명되었다.

1969년에 일본의 과학자들은 동물 실험에서 시금치가 혈중 콜레스테롤치를 낮추는 것을 발견하였다. 즉, 시금치는 콜레스테롤이 코프로스타놀(coprostanol)로 바뀌는 것을 촉진시켜 이를 쉽게 체외로 배출시키므로 저절로 콜레스테롤이 감소된다고 하였다.

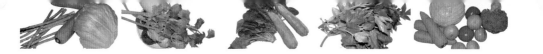

헤모글로빈의 성분이 되는 철이 많고 철의 흡수를 돕는 비타민 C도 풍부하므로 빈혈 예방에 안성맞춤이다. 비타민 A와 C가 둘 다 많기 때문에 감기 예방, 거친 피부, 기관지염 등에도 효과가 있다.

맞춤 주스 만들기

준비할 재료

당근 40g + 셀러리 30g + 시금치 20g + 파슬리 10g

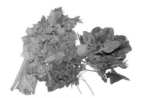

1 손질한 재료를 깨끗이 씻어 물기를 뺀다.

2 ❶의 깨끗이 씻은 재료를 잘게 썰어 준비한다.

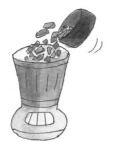

3 ❷를 믹서에 넣어 곱게 간다.

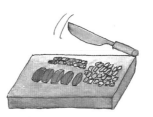

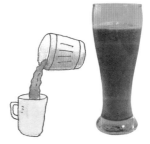

4 ❸을 컵에 따라서 마시면 된다.

피로에 의한 피부 트러블 치료에 좋은

코코아 율무즙

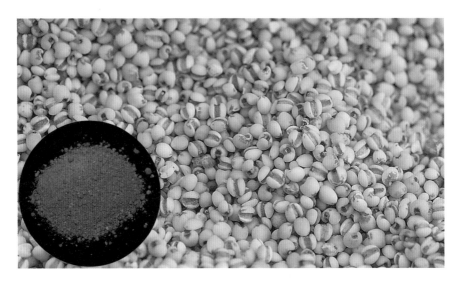

알고 마시는 증상별 맞춤 주스 만들기

준비하세요

율무 가루 2큰 술, 코코아 가루 2큰 술, 우유 300㎖, 꿀 1큰 술

이렇게 만드세요

1. 율무 가루, 코코아 가루, 우유를 믹서에 넣고 간다.
2. ❶을 컵에 붓고 꿀을 타서 마시면 된다.

노폐물 배출에 좋은

레몬 오렌지즙

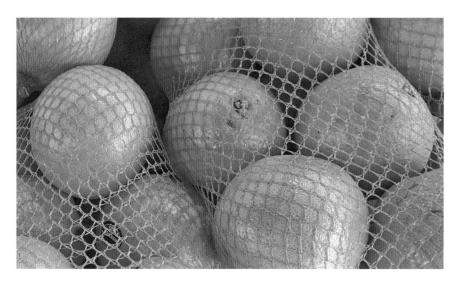

알고 마시는 증상별 맞춤 주스 만들기

준비하세요

레몬 2개, 오렌지 2개, 꿀 2큰 술, 탄산음료 200cc, 조각얼음 3조각

이렇게 만드세요

1. 레몬을 반으로 자른 다음 즙 짜기에 넣어 즙을 짠다.
2. 오렌지를 반으로 자른 다음 즙 짜기에 넣어 즙을 짠다.
3. ❶❷를 컵에 부어 젓고 꿀과 탄산음료를 넣어 골고루 섞는
   다.
4. ❸을 컵에 붓고 조각얼음을 띄워 마시면 된다.

천식에 좋은
맞춤 주스

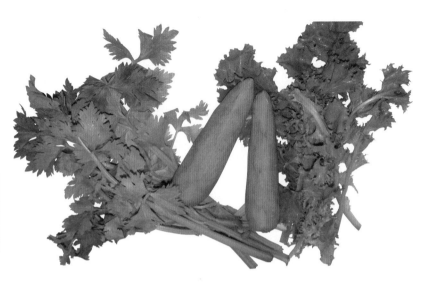

당근의 효능

당근은 당나라에서 처음 들어왔다고 해서 붙여진 이름이다. 색깔이 예뻐서 음식의 모양을 내기 위해 많이 쓰는데, 당근이 몸에 좋은 이유도 바로 이 색깔에 있다. 당근이 주홍빛을 띠는 것은 베타카로틴이라는 성분 때문으로, 색깔이 진할수록 베타카로틴이 많이 들어 있다. 다른 식품에도 베타카로틴이 들어 있긴 하지만 함유량이 당근을 따라오지 못한다.

베타카로틴은 우리 몸 속에 들어가 비타민 A로 바뀌기 때문에 프로비타민 A라고도 한다. 비타민 A는 피부를 매끄럽

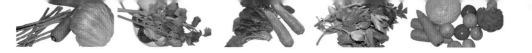

게 하는 효과가 있어 부족하면 살결이 거칠어진다. 뿐만 아니라 피부의 저항력도 떨어져 여드름이 잘 생기고 쉽게 곪는다.

또한 베타카로틴은 발암 물질과 독성 물질을 무력화시키고, 유해 산소가 세포를 손상시키는 것을 막아준다.

맞춤 주스 만들기

준비할 재료

당근 60g + 셀러리 30g + 치커리 10g

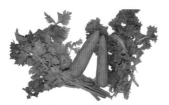

1 손질한 재료를 깨끗이 씻어 물기를 뺀다.

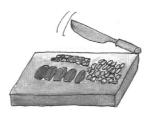

2 ❶의 깨끗이 씻은 재료를 잘게 썰어 준비한다.

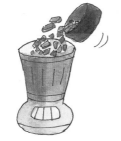

3 ❷를 믹서에 넣어 곱게 간다.

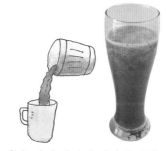

4 ❸을 컵에 따라서 마시면 된다.

감기 예방에 좋은
양배추 당근 생즙

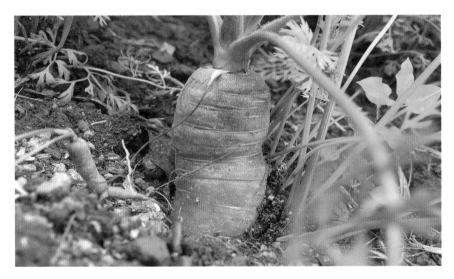

알고 마시는 증상별 맞춤 주스 만들기

준비하세요

양배추 1장, 당근 1/2개, 꿀 1큰 술

이렇게 만드세요

1. 손질한 양배추를 깨끗이 씻어 잘게 찢어 둔다.
2. 당근은 껍질을 벗기고 잘게 썰어 둔다.
3. ❶❷와 꿀을 믹서에 넣고 곱게 간다.
4. ❸을 컵에 부어 마시면 된다.

위산 중화에 좋은
우유 양배추즙

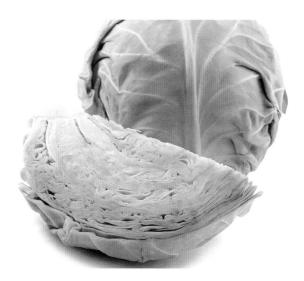

알고 마시는 증상별 맞춤 주스 만들기

준비하세요

양배추 2장, 우유 300㎖, 꿀 2큰 술

이렇게 만드세요

1. 깨끗이 씻은 배추를 적당한 크기로 찢어 놓는다.
2. ❶과 우유를 믹서에 넣고 곱게 간다.
3. ❷를 컵에 붓고 꿀을 타서 마시면 된다.

피부 미용에 좋은

맞춤 주스

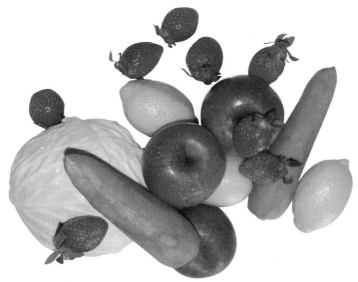

딸기의 효능

딸기에 많은 비타민 C는 여러 가지 호르몬을 조정하는 부신피질 기능을 활발하게 하므로 체력 증진에 효과가 있다.

딸기는 과일 중 비타민 C의 함량이 가장 높아(100g당 80mg) 귤보다 1.5배, 사과보다는 10배가 많다. 딸기 6~7알이면 하루 필요한 비타민 C를 모두 섭취할 수 있게 된다. 흔히 딸기에 설탕을 뿌려서 먹는데, 비타민 B가 손실되기 때문에 그냥 먹는 것이 좋다.

딸기에는 멜라닌을 억제하는 효능이 있기 때문에 기미 예방이나 피부 건강에 좋을 뿐만 아니라 딸기에 들어 있는 엘라그산 성분이 피부 콜라겐의 파괴와 피부 염증을 차단시켜

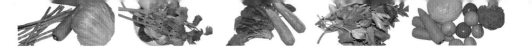

주며 황산화 물질인 안토시아닌이 풍부해서 활성산소로부터 피부를 보호해 주므로 '회춘' 과일이라고도 부른다.

특히 딸기즙은 담배연기에 함유된 발암 인자의 해독을 중화시켜 준다. 창백한 안색, 주름살, 여드름, 무좀, 충혈된 눈, 편도선염 등에 효과가 있으며 신경쇠약, 저혈압, 위약 등에 특히 유효하며 혈액을 맑게 해준다고 한다.

맞춤 주스 만들기

준비할 재료

양배추 150g + 당근 1/2개 + 사과 1/2개 + 레몬 1/2개 + 딸기 3개

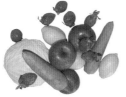

1 손질한 재료를 깨끗이 씻어 물기를 뺀다. 딸기는 꼭지를 제거한다.

2 ❶의 깨끗이 씻은 재료를 잘게 썰어 준비한다.

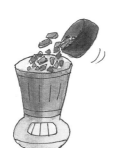

3 ❷를 믹서에 넣어 곱게 간다.

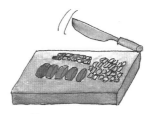

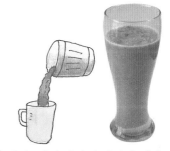

4 ❸을 컵에 따라서 마시면 된다.

소화 증진에 좋은
과일 요구르트

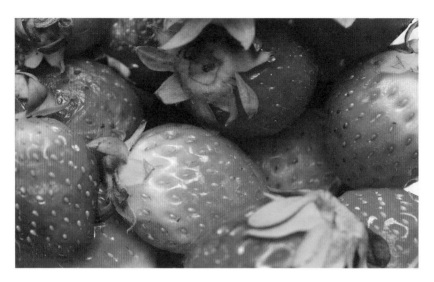

알고 마시는 증상별 맞춤 주스 만들기

준비하세요

딸기 6개, 통조림 파인애플 3조각, 통조림 복숭아 2조각,
플레인 요구르트 200㎖, 과일 통조림 액 100㎖

이렇게 만드세요

1. 딸기는 깨끗이 씻어 꼭지를 제거한다.
2. ❶, 파인애플, 복숭아, 플레인 요구르트, 통조림 액을 믹서
   에 넣고 곱게 간다.
3. ❷를 컵에 부어 마시면 된다.

과산성 위염에 좋은
감자 당근즙

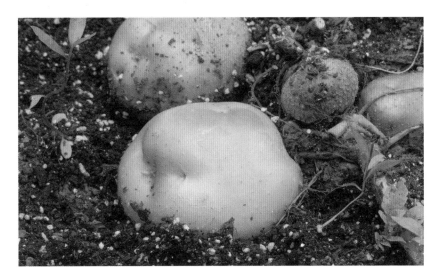

알고 마시는 증상별 맞춤 주스 만들기

준비하세요

감자 1개, 당근 1/2개, 꿀 1큰 술, 물 200cc

이렇게 만드세요

1. 감자를 깨끗이 씻어 껍질을 벗긴 다음 잘게 썰어 둔다.
2. 깨끗이 씻은 당근의 껍질을 벗기고 잘게 썰어 둔다.
3. ❶❷와 물을 믹서에 넣고 곱게 간다.
4. ❸을 모시 천을 이용하여 건더기를 걸러낸다.
5. ❹의 즙을 컵에 부어 꿀을 타서 마시면 된다.

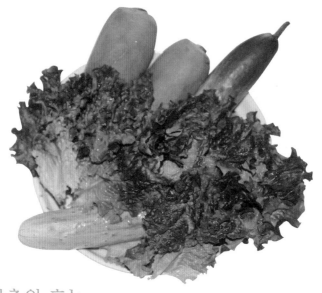

피부병에 좋은
맞춤 주스

상추의 효능

비타민 A가 풍부하고, 비타민 B1, B2, 철분, 칼슘 등 미네 랄이 많이 들어 있으며, 리신, 티로신 등 필수 아미노산도 풍부하게 들어 있다.

오장의 기능을 좋게 하여 경맥을 통하게 하고 가슴에 맺힌 열을 제거하며 근육과 뼈를 보양하고 숙취를 해소하며 스트 레스를 해소하고 모유를 늘리며 유방암을 예방하고 피를 맑 게 하며 치아를 희게 한다.

빈혈, 골다공증, 피부 노화 등의 예방, 여드름, 변비, 우울 증, 신경성 두통 등을 치료하기도 하지만 성질이 차기 때문

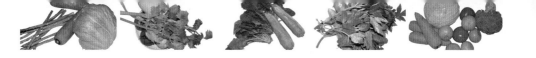

에 태양인과 소양인에는 맞지 않는다. 많이 먹으면 졸릴 수 있다. 참고로, 상추와 꿀은 궁합이 맞지 않는다.

맞춤 주스 만들기

준비할 재료

당근 40g + 상치 30g + 오이 30g

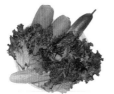

1 손질한 재료를 깨끗이 씻어 물기를 뺀다.

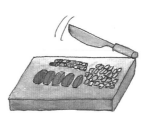

2 ❶의 깨끗이 씻은 재료를 잘게 썰어 준비한다.

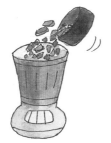

3 ❷를 믹서에 넣어 곱게 간다.

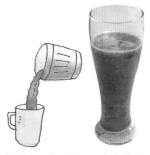

4 ❸을 컵에 따라서 마시면 된다.

223

위염과 위궤양에 좋은
감귤즙

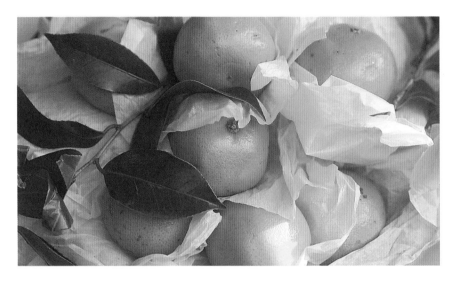

알고 마시는 증상별 맞춤 주스 만들기

준비하세요

귤 2개, 오렌지 1개, 레몬 1/2개, 꿀 1큰 술

이렇게 만드세요

1. 깨끗이 씻은 귤을 반으로 자른 다음 즙 짜기에 넣어 즙을 낸다.
2. 깨끗이 씻은 오렌지를 반으로 자른 다음 즙 짜기에 넣어 즙을 낸다.
3. 깨끗이 씻은 레몬을 반으로 자른 다음 즙 짜기에 넣어 즙을 낸다.
4. ❶❷❸을 컵에 부어 섞는다.
5. ❹에 꿀을 타서 마시면 된다.

신경증과 혈액순환에 좋은
셀러리 사과즙

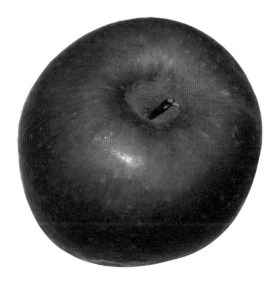

알고 마시는 증상별 맞춤 주스 만들기

준비하세요

사과 1개, 셀러리 1/2개, 물 200cc

이렇게 만드세요

1. 깨끗이 씻은 사과의 껍질을 벗기고 반으로 자른 다음 씨방과 씨를 제거한다.
2. 깨끗이 씻은 셀러리 줄기의 섬유질을 제거하고 잘게 썰어 둔다.
3. ❶❷와 물을 믹서에 넣어 곱게 간다.
4. ❸을 컵에 부어 마시면 된다.

허리 디스크에 좋은

맞춤 주스

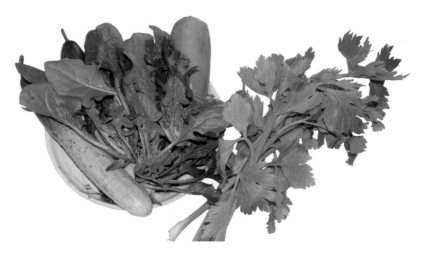

시금치의 효능

시금치의 여러 가지 실험 결과 암 예방에 효과가 있음이 밝혀졌는데 이는 시금치에 들어 있는 베타-카로틴에 의한 것이다. 특히 시금치는 흡연자에게서 많이 발생되는 폐암의 발생률을 낮춰주는 효능이 증명되었다.

1969년에 일본의 과학자들은 동물 실험에서 시금치가 혈중 콜레스테롤 수치를 낮추어주는 것을 발견하였다. 즉, 시금치는 콜레스테롤이 코프로스타놀(coprostanol)로 바뀌는 것을 촉진시켜 이를 쉽게 체외로 배출시키므로 저절로 콜레스테롤이 감소된다고 하였다.

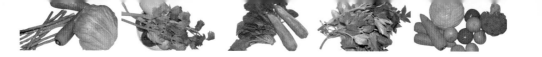

시금치는 인체에 유독한 요산을 분리·배설시키므로 류머티즘이나 통풍 치료에 효과적이다.

헤모글로빈의 성분이 되는 철이 많고 철의 흡수를 돕는 비타민 C도 풍부하므로 빈혈 예방에 안성맞춤이다.

맞춤 주스 만들기

준비할 재료

당근 50g + 시금치 20g + 오이 20g + 셀러리 10g

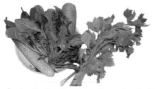

1 손질한 재료를 깨끗이 씻어 물기를 뺀다.

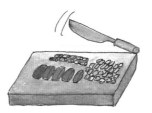

2 ❶의 깨끗이 씻은 재료를 잘게 썰어 준비한다.

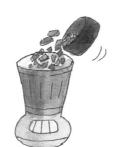

3 ❷를 믹서에 넣어 곱게 간다.

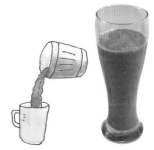

4 ❸을 컵에 따라서 마시면 된다.

불면증 치료에 좋은

상추 셀러리즙

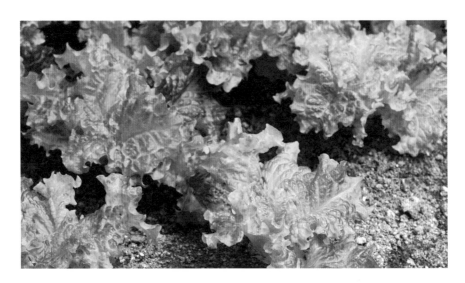

알고 마시는 증상별 맞춤 주스 만들기

준비하세요

상추 120g, 당근 1개, 셀러리 3개, 파슬리 3개, 물 200cc, 꿀 1큰 술

이렇게 만드세요

1. 손질한 상추, 셀러리, 파슬리를 깨끗이 씻어 잘게 썰어 둔다.
2. 깨끗이 씻은 당근의 껍질을 벗기고 잘게 썰어 둔다.
3. ❶❷와 물을 믹서에 넣고 곱게 간다.
4. ❸을 컵에 붓고 꿀을 타서 마시면 된다.

신경성 불면에 좋은
양파 생즙

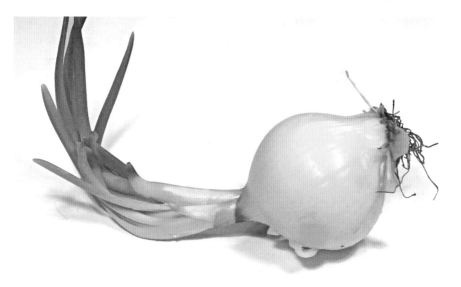

알고 마시는 증상별 맞춤 주스 만들기

준비하세요

양파 1개, 케일 3개, 당근 1/2개, 사과 1/2개, 물 100cc

이렇게 만드세요

1. 겉껍질을 벗긴 양파를 깨끗이 씻은 다음 잘게 썰어 둔다.
2. 깨끗이 씻은 케일의 줄기껍질을 벗긴 다음 잘게 썰어 둔다.
3. 깨끗이 씻은 당근의 껍질을 벗기고 잘게 썰어 둔다.
4. 깨끗이 씻은 사과의 껍질을 벗기고 잘게 썰어 둔다.
5. ❶❷❸❹와 물을 믹서에 넣어 곱게 간다.

허약한 위와 장 보호에 좋은
맞춤 주스

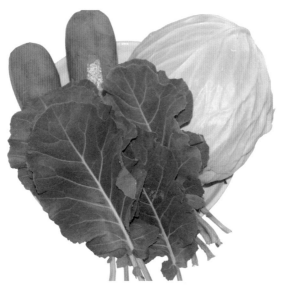

당근의 효능

당근은 당나라에서 처음 들어왔다고 해서 붙여진 이름이다. 색깔이 예뻐서 음식의 모양을 내기 위해 많이 쓰는데, 당근이 몸에 좋은 이유도 바로 이 색깔에 있다. 당근이 주홍빛을 띠는 것은 베타카로틴이라는 성분 때문으로, 색깔이 진할수록 베타카로틴이 많이 들어 있다. 다른 식품에도 베타카로틴이 들어 있긴 하지만 함유량이 당근을 따라오지 못한다.

베타카로틴은 우리 몸 속에 들어가 비타민 A로 바뀌기 때문에 프로비타민 A라고도 한다. 비타민 A는 피부를 매끄럽

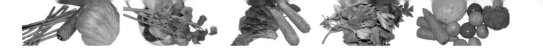

게 하는 효과가 있어 부족하면 살결이 거칠어진다. 뿐만 아니라 피부의 저항력도 떨어져 여드름이 잘 생기고 쉽게 곪는다.

또한 베타카로틴은 발암 물질과 독성 물질을 무력화시키고, 유해 산소가 세포를 손상시키는 것을 막아준다.

맞춤 주스 만들기

준비할 재료

당근 1/2개 + 양배추 150g + 케일 100g

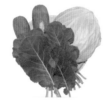

1 손질한 재료를 깨끗이 씻어
  물기를 뺀다.

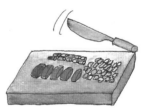

2 ❶의 깨끗이 씻은 재료를 잘게
  썰어 준비한다.

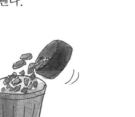

3 ❷를 믹서에 넣어 곱게 간다.

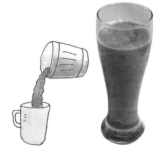

4 ❸을 컵에 따라서 마시면 된다.

변비 예방에 좋은

그린즙

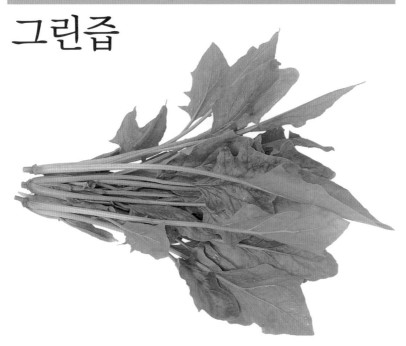

알고 마시는 증상별 맞춤 주스 만들기

준비하세요

시금치 150g, 당근 1/2개, 사과 1/2개, 우유 200㎖, 꿀 1큰 술

이렇게 만드세요

1. 손질한 시금치를 깨끗이 씻어 잘게 썰어둔다.
2. 깨끗이 씻은 당근의 껍질을 벗긴 다음 잘게 썰어둔다.
3. 사과의 껍질을 깎고 씨방과 씨를 제거한 다음 잘게 썰어 둔다.
4. ❶❷❸과 우유를 믹서에 넣어 곱게 간다.
5. ❹를 컵에 붓고 꿀을 타서 마시면 된다.

장을 편안하게 해주는

당근 사과즙

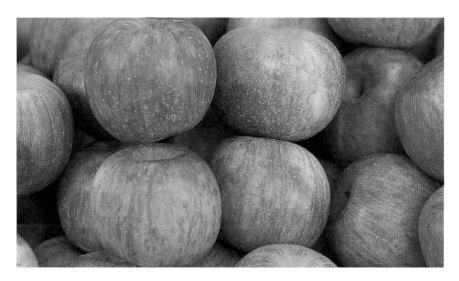

알고 마시는 증상별 맞춤 주스 만들기

준비하세요

당근 1/2개, 사과 1/2개, 물 100cc, 벌꿀 1작은 술

이렇게 만드세요

1. 깨끗이 씻은 당근의 껍질을 벗긴 다음 잘게 썰어 둔다.
2. ❶과 물을 믹서에 넣어 갈아 둔다.
3. 사과를 껍질째로 잘라 씨방과 씨앗을 제거한다.
4. ❸과 물을 믹서에 넣어 갈아 둔다.
5. ❷❹에 각각 꿀을 타서 별도로 식전 30분 전에 마시면 된다.

헛배, 복통에 좋은
맞춤 주스

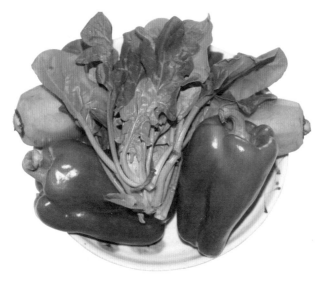

시금치의 효능

시금치의 여러 가지 실험 결과 암 예방에 효과가 있음이 밝혀졌는데 이는 시금치에 들어 있는 베타-카로틴에 의한 것이다. 특히 시금치는 흡연자에게서 많이 발생되는 폐암의 발생률을 낮춰주는 효능이 증명되었다.

1969년에 일본의 과학자들은 동물 실험에서 시금치가 혈중 콜레스테롤 수치를 낮추어주는 것을 발견하였다. 즉, 시금치는 콜레스테롤이 코프로스타놀(coprostanol)로 바뀌는 것을 촉진시켜 이를 쉽게 체외로 배출시키므로 저절로 콜레스테롤이 감소된다고 하였다.

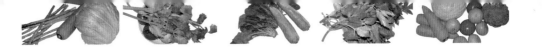

시금치는 인체에 유독한 요산을 분리·배설시키므로 류머티즘이나 통풍 치료에 효과적이다.

헤모글로빈의 성분이 되는 철이 많고 철의 흡수를 돕는 비타민 C도 풍부하므로 빈혈 예방에 안성맞춤이다.

맞춤 주스 만들기

준비할 재료

피망 2개 + 당근 1/2개 + 시금치 200g

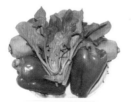

1 손질한 재료를 깨끗이 씻어 물기를 뺀다.

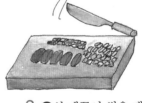

2 ❶의 깨끗이 씻은 재료를 잘게 썰어 준비한다.

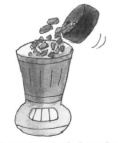

3 ❷를 믹서에 넣어 곱게 간다.

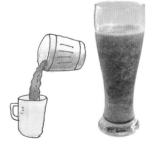

4 ❸을 컵에 따라서 마시면 된다.

변비 해소에 좋은

다시마즙

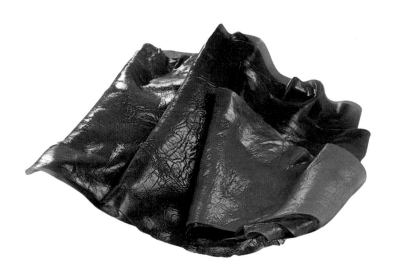

알고 마시는 증상별 맞춤 주스 만들기

준비하세요

다시마(10cm) 1줄기, 사과 1개, 레몬 1/2개, 물 400cc

이렇게 만드세요

1. 생 다시마를 젖은 헝겊을 이용해 물기를 제거한다.
2. ❶을 미지근한 물에 30분 정도 담가 우려낸다.
3. 껍질을 깎은 사과를 반으로 잘라 씨방과 씨를 제거한 다음 잘게 썰어 둔다.
4. 레몬을 즙 짜기에 넣어 즙을 짜낸다.
5. ❶❷❸을 믹서에 넣어 곱게 간다.
6. ❺를 컵에 붓고 ❹를 골고루 섞어 마시면 된다.

장내 불순물 제거에 좋은
복숭아 사과즙

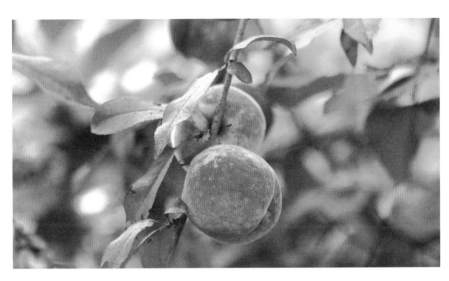

알고 마시는 증상별 맞춤 주스 만들기

준비하세요

복숭아 1/2개, 사과 1/4개, 바나나 1/2개, 파인애플주스 1/4큰 술,
연유 1작은 술, 물 50㏄

이렇게 만드세요

1. 복숭아를 깨끗이 씻어 껍질과 씨를 제거한 후 잘게 썰어 둔다.
2. 사과의 껍질을 벗긴 다음 씨방과 씨앗을 제거한다.
3. 바나나도 껍질을 벗겨 짧게 잘라 둔다.
4. ❶❷❸과 파인애플 주스, 연유, 물을 믹서에 넣고 곱게 간다.
5. ❹를 컵에 붓고 꿀을 타서 마시면 된다.(이때 조각얼음을 띄워도 괜찮다)

혈압 조절에 좋은

맞춤 주스

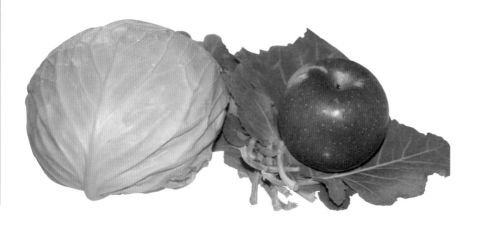

양배추의 효능

양배추는 먼저 풍부한 글루타민을 함유하고 있어서 제산 작용과 근육세포의 재생에 좋다. 양배추의 심부분에 함유된 비타민 U는 우리 몸 속에서 비타민 B4를 생성한다. 지방을 에너지원으로 바꿔주는 비타민 B4가 부족하게 되면 지방이 분해되지 않고 그대로 체내에 쌓이게 된다.

골다공증 예방과 성장기 어린이들의 뼈 생성에도 도움이 된 다. 양배추의 풍부한 칼슘은 인과 나트륨을 조절한다. 동물 성 단백질, 가공 식품에 많이 함유된 인이나 나트륨의 섭취 가 많아지게 되면 뼈에 함유된 칼슘이 빠져나와 뼈를 약하

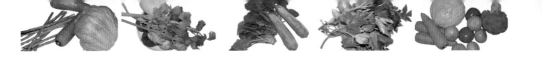

게 만들고 골다공증을 촉진하게 된다.

양배추의 풍부한 칼슘은 인과 함께 나트륨을 체외로 배출한다. 또한 풍부한 라이신은 두뇌 활동에 필요한 수험생, 공부하는 아이들에게도 좋다.

맞춤 주스 만들기

준비할 재료

양배추 50g + 사과 1/2개 + 케일 100g

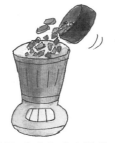

1 손질한 재료를 깨끗이 씻어 물기를 뺀다.

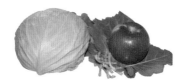

2 ❶의 깨끗이 씻은 재료를 잘게 썰어 준비한다.

3 ❷를 믹서에 넣어 곱게 간다.

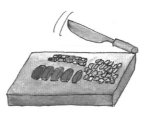

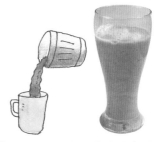

4 ❸을 컵에 따라서 마시면 된다.

햇볕에 그을린 피부에 좋은
당근 망고즙

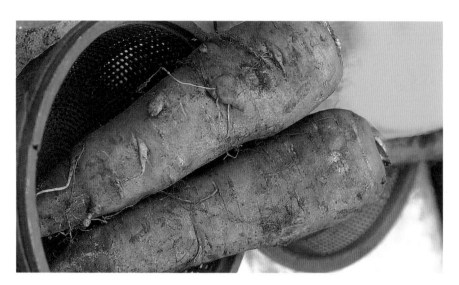

알고 마시는 증상별 맞춤 주스 만들기

준비하세요

당근 1개, 토마토 1개, 망고 2개, 물 50cc

이렇게 만드세요

1. 껍질을 벗긴 당근을 잘게 썬 다음 끓는 물에 삶는다.
2. 꼭지를 제거한 토마토를 적당한 크기로 썰어 둔다.
3. 껍질을 벗긴 망고를 반으로 잘라 씨를 제거한 다음 적당한 크기로 썰어 둔다.
4. ❶❷❸과 물을 믹서에 넣어 곱게 간다.
5. ❹를 컵에 부어 마시면 된다.(이때 조각얼음을 띄워도 괜찮다)

피부 건강에 좋은
바나나 딸기즙

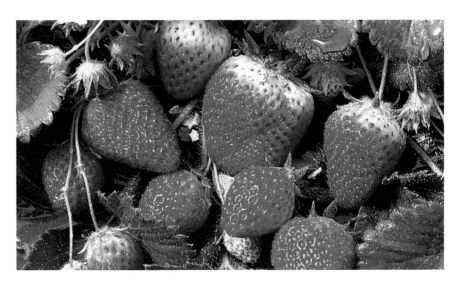

알고 마시는 증상별 맞춤 주스 만들기

준비하세요

바나나 1개, 딸기 5개, 꿀 1작은 술, 우유 300㎖

이렇게 만드세요

1. 딸기를 깨끗이 씻어 꼭지를 제거한다.
2. 바나나는 껍질을 벗겨서 짧게 자른다.
3. ❶❷와 우유와 꿀을 믹서에 넣어 곱게 간다.
4. ❸을 컵에 부어 마시면 된다.

협심증에 좋은

맞춤 주스

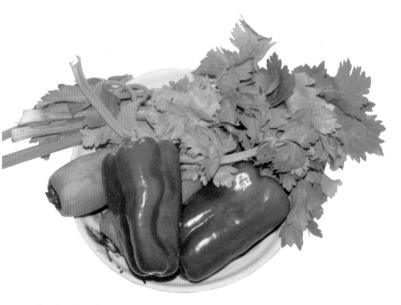

피망의 효능

피망은 기름 성분과 궁합이 잘 맞아 튀기거나 볶아서 먹으면 거친 피부, 스트레스, 담배를 많이 피우는 사람에게 좋으며 이때 비타민 A 섭취도 고르게 할 수 있는 장점이 있을 뿐만 아니라 콜레스테롤을 제거하는 효과로 동맥경화에 도움이 되고 풍부한 식이 섬유도 동맥경화에 효율적으로 작용하여 2중에 효과를 얻을 수 있다.

피망이 완전히 익으면 색깔이 새빨갛게 변하는데 여기에는 베타카로틴의 함량이 익지 않은 피망의 100배나 된다. 이러한 피망은 신진대사를 촉진하고 피부를 윤택하게 하므

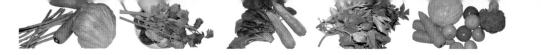

로 주름살을 감소시키는 효능이 있다. 비타민 A, C가 풍부한데 비타민 C는 레몬에 필적할 만하다. 그 외에도 비타민 B1, B2, D, P와 식물성 섬유, 철분, 칼슘도 풍부하다. 특히 비타민 A와 C가 세포의 작용을 활성화하여 신진대사를 활발하게 하고 몸 속을 깨끗하게 해준다.

맞춤 주스 만들기

준비할 재료

당근 50g + 셀러리 30g + 피망 20g

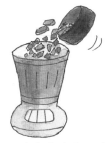

1 손질한 재료를 깨끗이 씻어 물기를 뺀다.

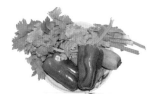

2 ❶의 깨끗이 씻은 재료를 잘게 썰어 준비한다.

3 ❷를 믹서에 넣어 곱게 간다.

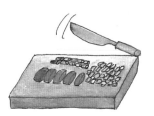

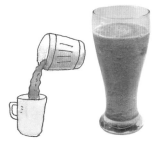

4 ❸을 컵에 따라서 마시면 된다.

멜라닌 색소를 예방해 주는
파파야 요구르트

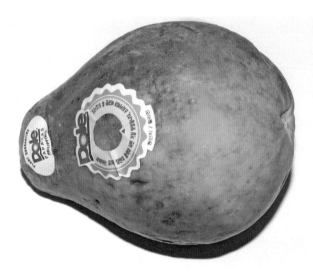

알고 마시는 증상별 맞춤 주스 만들기

준비하세요

파파야 1/2개, 요구르트 100㎖, 레몬 1/2개, 꿀 2큰 술

이렇게 만드세요

1. 껍질을 벗긴 파파야 씨를 제거한 다음 잘게 썰어 둔다.
2. 레몬을 즙 짜기에 넣어 즙을 짠다.
3. ❶과 요구르트를 믹서에 넣어 곱게 간다.
4. ❸을 컵에 붓고 ❷와 꿀을 타서 마시면 된다.

혈액순환에 좋은

마늘즙

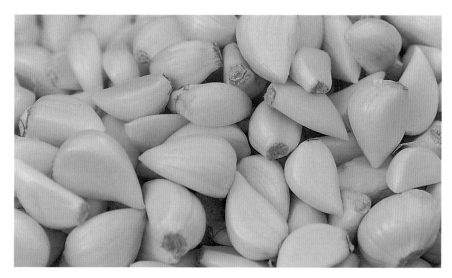

알고 마시는 증상별 맞춤 주스 만들기

준비하세요

마늘 1쪽, 흑설탕 3큰 술, 물 200cc, 우유 300㎖

이렇게 만드세요

1. 마늘의 껍질을 벗겨 깨끗이 씻어 물기를 닦고 으깬다.
2. 냄비에 흑설탕과 물을 넣고 끓여서 시럽을 만든다.
3. ❷에 ❶을 넣어서 조린다.
4. ❸을 식힌 다음 우유를 타서 마시면 된다.

호흡기 질환에 좋은

맞춤 주스

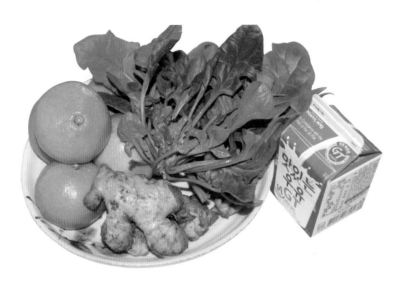

감귤의 효능

감귤은 수분이 87%로 대부분을 차지하며 알칼리성 식품
이다. 감귤 1~2개에 들어 있는 구연산은 약 5g 정도이며 식
욕증진에 도움을 준다.

감귤에는 또 헤스페리딘이라고 하는 비타민 P 성분이 들
어 있어 모세혈관을 튼튼하게 하여 동맥경화와 고혈압의 예
방, 폐출혈과 동상, 치질, 감기 치료에 효과가 있다.

미국 국립 암연구소는 감귤류가 위암을 치료한다고 발표
하였다. 감귤류에 들어 있는 항암 물질의 한 가지는 비타민
C인데 이는 강력한 발암 물질을 억제하는 것으로 알려져 있

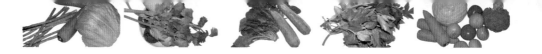

다. 오렌지와 다른 과일을 다량 섭취한 사람들은 암으로 인한 사망률이 저하되었다. 또한 오렌지를 다량 섭취한 사람은 오렌지를 섭취하지 않은 사람에 비하여 식도암에 걸릴 위험이 절반으로 줄었다.

맞춤 주스 만들기

준비할 재료

생강 1/4개 + 감귤 1개 + 우유 100㎖ + 시금치 100g

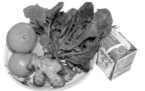

1 손질한 재료를 깨끗이 씻어 물기를 뺀다. 감귤은 껍질을 벗겨 낱개로 쪼갠다.

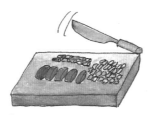

2 생강은 껍질을 벗긴 다음 잘게 썬다. ❶의 깨끗이 씻은 재료를 잘게 썰어 준비한다.

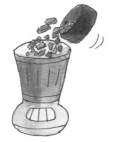

3 ❷를 믹서에 넣어 곱게 간다.

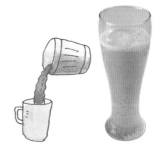

4 ❸을 컵에 따라서 마시면 된다.

여성의 냉증에 좋은

쑥갓 자몽즙

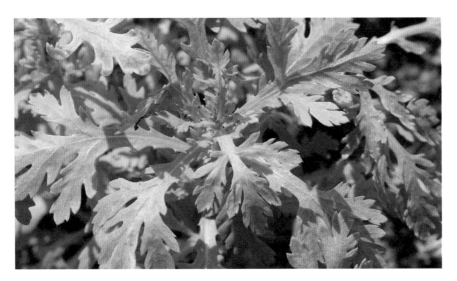

알고 마시는 증상별 맞춤 주스 만들기

준비하세요.

쑥갓 10g, 자몽 1개, 사과 1/2개, 귤 2개, 물 50cc, 꿀 1작은 술

이렇게 만드세요

1. 잎을 제거하고 깨끗이 씻은 쑥갓을 잘게 썰어 둔다.
2. 깨끗이 씻은 자몽의 속껍질까지 제거한 다음 과육만 사용한다.
3. 껍질을 깎은 사과의 씨방과 씨앗을 제거하고 잘게 썰어 둔다.
4. 귤의 겉껍질을 벗긴다.
5. ❶❷❸❹와 물을 믹서에 넣고 곱게 간다.
6. ❺를 컵에 붓고 꿀을 타서 마시면 된다.

식욕 향상에 좋은
채소즙

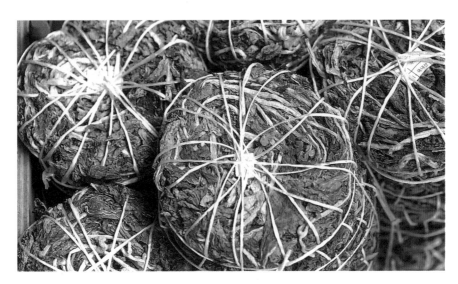

알고 마시는 증상별 맞춤 주스 만들기

준비하세요

무청 1개, 양파 1/5개, 당근 1/2개, 사과 1/2개, 꿀 2큰 술

이렇게 만드세요

1. 깨끗이 씻어 손질한 무청을 잘게 썰어 둔다.
2. 양파의 껍질을 벗기고 잘게 썰어 둔다.
3. 껍질을 벗긴 당근을 잘게 썰어 끓는 물로 삶아 둔다.
4. 껍질 벗긴 사과의 씨방과 씨앗을 제거한다.
5. ❶❷❸❹를 믹서에 간 다음 꿀을 타서 마신다.

빠른 피로 회복에 좋은

포도 레몬즙

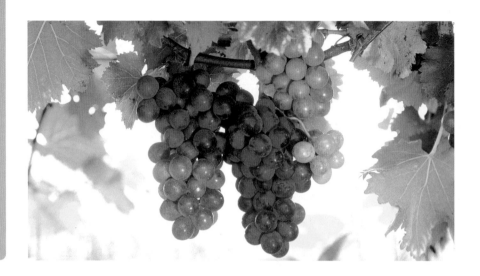

알고 마시는 증상별 맞춤 주스 만들기

준비하세요

포도 40개, 레몬 1/2개, 조각얼음 3개

이렇게 만드세요

1. 깨끗이 씻은 포도의 껍질과 씨를 제거한다.
2. 레몬을 즙 짜기에 넣어 즙을 짠다.
3. ❶과 조각얼음을 믹서에 넣고 곱게 간다.
4. ❸을 컵에 붓고 ❷를 가미해 마시면 된다.
5. 취향에 따라 꿀(1큰 술)을 가미해도 좋다.

세포 활성화에 좋은
피망 녹즙 맞춤 주스

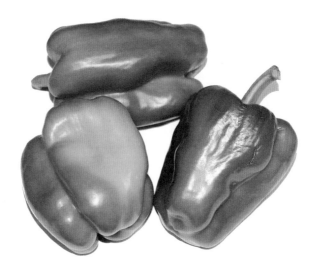

알고 마시는 증상별 맞춤 주스 만들기

준비하세요

피망 1개, 사과 1/2개, 당근 1/2개, 물 50cc

이렇게 만드세요

1. 꼭지와 씨를 제거한 피망을 적당한 크기로 썰어 둔다.
2. 당근의 껍질을 벗긴 다음 적당한 크기로 썬 다음 삶는다.
3. 사과의 껍질을 깎고 씨방과 씨를 제거한 다음 적당한 크기로 썰어 둔다.
4. ❶❷❸과 물을 믹서에 넣고 곱게 간다.
5. ❹를 컵에 붓고 마시면 된다.